中医祛病❋系列

边学边用

祛病

艾灸

臧俊岐⊙主编

新疆人民出版总社
新疆人民卫生出版社

U0291175

图书在版编目（CIP）数据

艾灸祛病边学边用/臧俊岐主编. --乌鲁木齐：
新疆人民卫生出版社,2016.12
（中医祛病系列）
ISBN 978-7-5372-6850-9

Ⅰ.①艾… Ⅱ.①臧… Ⅲ.①艾灸－图解 Ⅳ.
①R245.81-64

中国版本图书馆CIP数据核字(2017)第017802号

艾灸祛病边学边用
AIJIU QUBING BIANXUEBIANYONG

出版发行	新疆人民出版总社 新疆人民卫生出版社
责任编辑	贺 丽
摄影摄像	深圳市金版文化发展股份有限公司
策划编辑	深圳市金版文化发展股份有限公司
封面设计	深圳市金版文化发展股份有限公司
地　　址	新疆乌鲁木齐市龙泉街196号
电　　话	0991-2824446
邮　　编	830004
网　　址	http://www.xjpsp.com
印　　刷	深圳市雅佳图印刷有限公司
经　　销	全国新华书店
开　　本	173毫米×243毫米　16开
印　　张	12
字　　数	150千字
版　　次	2017年3月第1版
印　　次	2017年3月第1次印刷
定　　价	29.80元

俗话说："家有三年艾，郎中不用来"。艾灸在我国古代是一种强身健体的保健方法，被那时的人称之为长寿健身术。这种养生方法也很简单，只要一团艾草、一个穴位，每天坚持十几分钟。艾灸借助火的温和热力或药物的作用渗透肌肤，经过经络的传导作用，深入脏腑、温通经络、调和气血、扶正祛邪，达到防病治病和保健强身的目的。

现代科学认为，艾灸能够加强白细胞的吞噬能力，加速各种特异性和非特异性抗体的产生，大大增强了人体的免疫功能，同时改善人体系统的功能，从而有利于多种疾病的康复。据统计，艾灸疗法适用于300多种疾病，200余种疗效显著。

本书根据疾病的不同详细分类，共分为12章，分别为认识艾灸、呼吸系统疾病、心脑系统疾病、精神和神经系统疾病、消化系统疾病、泌尿生殖系统疾病、内分泌及循环系统疾病、妇产科疾病、骨伤科疾病、五官科疾病、皮肤科疾病和脏腑保健灸。

本书采用图文并茂的形式编写，易学、易懂、便于阅读，通过图文对照，让读者快速掌握艾灸治病保健的方法。

目录

第3章

辨症巧施灸，心脑疾病无烦恼

第4章

内调外养，远离神经系统疾病

第5章

艾到病除，让消化系统畅通无阻

第6章

提升阳气，灸除男性病

第7章

灸走循环系统疾病，祛除身体病痛

第8章

关"艾"女性，赶走女性常见病

第**9**章

缓缓施灸，舒筋活络筋骨通

第10章

颜面相关，艾灸扫除五官疾病

第11章

求医问药，皮肤问题在家解决

第12章

未病先防，艾灸调整你的健康状态

第 1 章

健康"艾"中来——初识艾灸

中医学里面有许多延年益寿的养生保健措施，艾灸就是其中一种重要的手段。"灸"字在《说文解字》一书解释作"灼"，意思是用火灼体，借热力给人体以温热刺激。通过经络的传导，达到温通经脉、调和气血、协调阴阳、扶正祛邪的功效。艾灸是一种操作简单、效果明显的保健治病养生法。

艾灸——中国传统医学的瑰宝·小动作大作用，轻松找准穴位图谱说话，告诉你艾灸的2种疗法·处处留心，认准适应证和禁忌证·注意艾灸小细节·渐入佳境，艾灸后好转反应

艾灸——中国传统医学的瑰宝

李时珍在《本草纲目》中记载："艾叶生则微苦太辛，熟则微辛太苦，生温熟热，纯阳也。可以取太阳真火，可以回垂绝元阳，服之则走三阴，而逐一切寒湿，转肃杀之气为融和。灸之则通诸经，而治百种病邪，起沉疴之人为康泰，其功亦大矣。"不计其数的临床实践和历史文献都证明了艾灸具有独特的治疗功效。

◈ 温经散寒

人体的正常生命活动有赖于气血的作用，气行则血行，气止则血止，气血在经脉中流行，完全是由于"气"的推送。灸法是应用其温热刺激，起到温经通痹的作用。通过热灸对经络穴位的温热性刺激，可以温经散寒，加强机体气血运行，达到临床治疗目的。所以灸法可用于血寒运行不畅，留滞凝涩引起的痹证、腹泻等疾病，效果甚为显著。

◈ 调和气血

正常的机体，气血在经络中周流不息，循序运行，如果由于外因的侵袭，人体或局部气血凝滞，经络受阻，即可出现肿胀疼痛等症状和一系列功能障碍，此时，灸治一定的穴位，可以起到调和气血、疏通经络、平衡功能的作用，临床上可用于疮疡疖肿、冻伤、瘰闭、不孕症、扭挫伤等，尤以外科、骨伤科应用较多。

◆ 扶阳固脱

凡出现呕吐、下痢、手足厥冷、脉弱等阳气虚脱的重危患者，用大艾炷重灸关元、神阙等穴，往往可以起到扶阳固脱，回阳救逆，挽救垂危之疾的作用，在临床上常用于中风脱症、急性腹痛吐泻、痢疾等急症的急救。

◆ 升阳举陷

由于阳气虚弱不固等原因可致上虚下实，气虚下陷，出现脱肛、阴挺、久泄久痢、崩漏、滑胎等，灸疗不仅可以起到益气温阳，升阳举陷，安胎固经等作用，对卫阳不固、腠理疏松者，亦有效果。如脱肛、阴挺、久泄等病，可用灸百会穴来升阳举陷。

◆ 拔毒泄热

在古代文献中有"热可用灸"的记载，历代医籍均将灸法作为疮疡肿胀的一个重要治法。灸法能以热引热，使热外出。灸能散寒，又能清热，表明对机体原来的功能状态起双向调节作用。

◆ 防病保健

我国古代医家中早就认识到预防疾病的重要性，并提出了"防病于未然""治未病"的学术思想，而艾灸除了有治疗作用外，还有预防疾病和保健的作用，是防病保健的方法之一，艾灸穴位可使人胃气盛，阳气足，精血充，从而加强了身体抵抗力，病邪难犯，达到防病保健之功。

小动作大作用，轻松找准穴位

艾灸属于中医经络疗法的一部分，是集经络穴位、药物渗透、温热效应三位一体的综合疗法，要想达到满意的灸治效果，找对穴位很关键。如何才能正确地找准灸治的穴位呢，以下介绍四种常用的取穴法。

◆ 手指同身寸度量法

手指同身寸度量取穴法是指以患者本人的手指为标准度量取穴，是临床取穴定位常用的方法之一。这里所说的"寸"，与一般尺制度量单位的"寸"是有区别的，是用被取穴者的手指作尺子测量的。由于人有高矮胖瘦之分，不同的人用手指测量到的一寸也不等长。因此，测量穴位时要用被测量者的手指作为参照物，才能准确地找到穴位。

（1）拇指同身寸：拇指指间关节的横向宽度为1寸。

（2）中指同身寸：中指中节屈曲，内侧两端纹头之间作为1寸。

（3）横指同身寸：又称"一夫法"，指的是食指、中指、无名指、小指并拢，以中指近端指间关节横纹为准，四指横向宽度为3寸。

另外，食指和中指二指指腹横宽（又称"二横指"）为1.5寸。食指、中指和无名指三指指腹横宽（又称"三横指"）为2寸。

◈ 身体度量法

利用身体及线条的部位作为简单的参考度量，如眉间（印堂穴）到前发际正中为3寸。手臂肘部内侧中央处有粗腱，腱的外侧为尺泽穴。

◈ 标志参照法

固定标志：常见判别穴位的标志有眉毛、乳头、指甲、趾甲、脚踝等。如：神阙位于腹部脐中央；膻中位于两乳头中间。动作标志：需要做出相应的动作姿势才能显现的标志。如张口取耳屏前凹陷处即为听宫穴。

3寸

听宫穴

◈ 感知找穴法

感觉疼痛的部位，或者按压时有酸、麻、胀、痛等感觉的部位，可以作为阿是穴进行治疗。阿是穴一般在病变部位附近，也可在距离病变部位较远的地方。

阿是穴

图谱说话，告诉你艾灸的2种疗法

艾灸疗法经过历代医家经验的积累，其种类和灸法有了很大的变化。艾灸的操作一般都较为简单，与针灸相比，它不需要专业的行针手法，而且灸的范围较大，取穴也没有针灸严格。艾灸常用的方法有艾炷灸和艾条灸。掌握这些灸法的具体操作方法，可以有效的防病治病。患者可根据自身的具体情况选择最适合自己的方法。

◆ 艾炷灸

艾炷灸就是将艾炷直接或间接置于穴位上施灸的方法。艾炷就是把艾绒做成大小不等的圆锥形艾团。其制作方法也很简单：先将艾绒置于手心，用拇指搓紧，再放到平面桌上，以拇、食、中指捻转成上尖下圆底平的圆锥状。麦粒大者为小炷，黄豆大者为中炷，蚕豆大者为大炷。

在施灸时，每燃完一个艾炷，我们叫作一壮。施灸时的壮数多少、艾炷大小，可根据疾病的性质、病情的轻重、体质的强弱而定。根据不同的操作方式，艾炷灸可分为直接灸（着肤灸）和间接灸（隔物灸）两大类。一般而言，用于直接灸时，艾炷要小些；用于间接灸时，艾炷可大些。下面我们为大家分别详细介绍。

01 直接灸

即把艾炷直接放在皮肤上施灸，以达到防治疾病的目的。这是灸法中最基本、最主要且常用的一种灸法。古代医家均以此法为主，现代临床上也常用。施灸时多用中、小艾炷。可在施灸穴位的皮肤上涂少许石蜡油或其他油剂，使艾炷易于固定，然后将艾炷直接放在穴位上，用火点燃尖端。当患者有灼热感时，用镊子将艾炷夹去，再更换新艾炷施灸。灸治完毕后，可用油剂涂抹，以保护皮肤。此法适用于一般虚寒证及眩晕、皮肤病等。

02 间接灸

即在艾炷与皮肤之间垫上某种药物而施灸，具有艾灸与药物的双重作用，加之本法火力温和，患者易于接受，故广泛应用于内、外、妇、儿、五官科疾病。间接灸根据其衬隔物品的不同，可分为多种灸法。

隔姜灸

在姜片中心处用针穿刺数孔，上置艾炷放在穴位上施灸，病人感觉灼热不可忍受时，用镊子将姜片提举稍离皮肤，灼热感缓解后重新放下再灸，直到局部皮肤潮红为止。可以根据病情反复施灸，对虚寒病症有疗效。

隔蒜灸

用细针于蒜片中间穿刺数孔，上置艾炷点燃施灸。艾炷如黄豆大，每灸4～5壮更换蒜片，每穴1次灸足7壮。可取适量大蒜捣成泥状，敷于穴位上，上置艾炷点灸之。本法适用于治疗痈、疽、疮、疖等外伤疾患。

隔盐灸

用于神阙穴。用食盐填平脐孔，再放上姜片和艾炷施灸。若患者脐部凸起，可用水调面粉，搓成条状围在脐周，再将食盐放入面圈内隔姜施灸。本法对急性腹痛吐泻、四肢厥冷和虚脱等证，具有回阳救逆之功。

◆ 艾条灸

艾条灸是目前人们最为常用的灸法，因其方便、安全、操作简单，最适于进行家庭自我保健和治疗。将艾条点燃后在穴位或病变部位进行熏灸的方法，又称艾卷灸法。根据艾条灸的操作方法，分温和灸、雀啄灸和回旋灸三种。下面我们为大家分别介绍。

01 温和灸

施灸者手持点燃的艾条，对准施灸部位，在距皮肤3厘米左右的高度进行固定熏灸，使施灸部位温热而不灼痛，一般每处需灸5分钟左右。

02 雀啄灸

施灸者手持点燃的艾条，在施灸穴位皮肤的上方约3厘米处，如鸟雀啄食一样做一上一下的活动熏灸，而不固定于一定的高度，一般每处熏灸3～5分钟。

03 回旋灸

施灸者手持燃着的艾条，在施灸部位的上方约3厘米高度，根据病变部位的形状做速度适宜的上下、左右往复移动或反复旋转熏灸，使局部皮肤温热而不灼痛。

处处留心，认准适应证和禁忌证

艾灸疗法虽然有防病保健的功效，但也不是万能的。古往今来，虽然使用艾灸疗法的人多之又多，但应用时也要万分注意，艾灸疗法与其他疗法一样有适应证、禁忌证。切忌盲目应用，否则不仅达不到预期的治疗效果，反而适得其反。下面详细介绍艾灸的适应证和禁忌证。

◈ 艾灸的适应证

（1）内科：感冒、咳嗽、支气管哮喘、缺铁性贫血、糖尿病、结肠炎、低血压、高脂血症、便秘等。

（2）外科：痔疮、肠梗阻、脱肛、血栓闭塞性脉管炎、阑尾炎等。

（3）男科：阳痿、早泄、遗精、前列腺炎、前列腺增生症、不育症等。

（4）妇科：女性性冷淡、月经不调、痛经、闭经、带下病、外阴瘙痒、乳腺增生、产后缺乳等。

（5）儿科：百日咳、腹泻、便秘、遗尿、惊风、伤食、肺炎等。

（6）骨科：颈椎病、落枕、风湿性关节炎、类风湿关节炎、肩周炎、慢性腰肌劳损等。

（7）五官科：耳鸣、耳聋、过敏性鼻炎、牙痛、近视、远视、鼻出血、红眼病、角膜炎、麦粒肿等。

（8）皮肤科：荨麻疹、湿疹、白癜风、皮肤瘙痒症、神经性皮炎、带状疱疹等。

◈ 艾灸的禁忌证

（1）中医范畴内的实热证或阴虚发热病症，如高热、高血压危象、肺结核、咯血、严重贫血、急性传染性疾病，患病期间不宜进行艾灸。

（2）患有器质性心脏病伴有心功能不全、精神分裂症的病人不宜进行艾灸。

（3）脸面部、颈部以及大血管经过的体表区域、黏膜附近不宜进行艾灸。

（4）过饥、过饱、大量饮酒、精神情绪过于激动、过劳的情况下不宜进行艾灸。

（5）皮肤痈疽疮疖发作期间，局部红肿热痛者不宜进行艾灸。

（6）处于孕期或经期的女性，腰腹部位不宜进行艾灸。

注意艾灸小细节

艾灸疗法的治疗范围非常广泛，不同的患者在艾灸时会产生不同的感觉，疗效也不尽相同，因为个体是有差异性的，艾灸只是一种治疗手段，需要人体内在的反应起作用，因此在进行艾灸疗法时要根据患者的具体情况灵活应用，而且在艾灸疗法的具体操作中，还应注意以下事项：

（1）术者在施灸时要聚精会神，以免烧烫伤患者的皮肤或损坏病人的衣物。

（2）对昏迷的病人、肢体麻木及感觉迟钝的患者和小儿，在施灸过程中灸量不宜过大。

（3）如果患者的情绪不稳，或在过饥、过饱、醉酒、劳累、阴虚内热等状态下，要尽量避免使用艾灸疗法。

（4）患者在艾灸前最好喝一杯温水，水的温度以略高于体温为宜，在每次灸治结束后还要再补充一杯60℃左右（水稍稍有点烫嘴）的热水。

（5）施灸的过程中如果出现发热、口渴、红疹、皮肤瘙痒等异常症状时，一般不要惊慌，继续采用艾灸疗法灸治下去，这些症状就会消失。

（6）施灸的时间长短应该是循序渐进的，施灸的穴位也应该由少至多，热度也是逐渐增加的。

（7）患者在采用艾灸疗法治疗疾病的过程中，尽量不要食生冷的食物（如喝冷水、吃凉饭等），否则会不利于疾病的治疗。

（8）患者的心脏附近和大血管及黏膜附近少灸或不灸，身体发炎部位禁止采用艾灸的方法进行治疗，孕妇的腹部及腰骶部也属于禁灸部位。

（9）施用瘢痕灸前，要争取患者的意见并询问患者有无晕针史。施灸的时间一般以饭后1小时为宜。患者的颜面、大血管、关节处、眼周附近的某些穴位（如睛明、丝竹空、瞳子髎等）不宜用瘢痕灸。

（10）在采用艾灸疗法治疗或保健时，如果上下前后都有配穴，施灸的顺序一般是先灸阳经后灸阴经、先灸背部再灸腹部、先灸身体的上部后灸下部、先灸头部后灸四肢，依次进行灸治。

（11）采用瘢痕灸治疗疾病时，半年或一年灸一次即可，其他灸法可每日或隔日灸1次，10次为一个疗程。

渐入佳境，艾灸后好转反应

艾灸后，多数人往往会出现一些反应，体质不同，反应自然也不同。灸感的强弱一般代表了经络的阻塞程度。有灸感、灸感强，说明自身的经络通畅，作用立竿见影；没有灸感也不是没有效果，而是表示经络中邪气瘀积严重，需要一点时间开瘀散阻，作用慢一些。那么哪些是艾灸好转后的现象呢？如下列举。

（1）灸时全身或半身出汗，此多虚多寒，属邪毒外排的现象，2~5次施灸后可缓解。

（2）灸时痒，多为风、虚、湿。

（3）灸时身体抖动，多为肝经问题，属经络不畅达。

（4）灸时腿、肩颈、脚等冒风或冒凉气，多为寒气或风气外排的原因。

（5）灸时热量可达腹内或下肢，多为虚寒体质，为好转的表现。

（6）灸后有水泡，古称灸花，为湿气或其他毒素外排的表现。小的无需处理，大的需在严格无菌操作下将脓液引流减压，注意引流之后的包扎及避免感染。

（7）灸后局部起红疹，多在灸完2~3天后出现，多数属湿气外排的好转反应。

（8）灸后伤口处发痒、发红、发肿、化脓，属伤口处有湿热（或寒湿）外排现象，属好转反应。

（9）灸后膝盖处有向外冒风感或发麻感，属风邪外排（或湿气）外排现象。

（10）灸后不热，没有感觉，多为身体经络瘀阻不通，或身体非常好的表现。

（11）灸后腹泻，并无气虚的表现，属于排毒的反应。

（12）灸后便秘，多为气血虚或体内有热而产生，灸后可适量饮水以助缓解。

（13）灸后腰酸腰痛，属于"气冲病灶"的反应。气血打通郁结点，本来没有感觉，现在反而有了感觉，多为身体有陈旧性损伤。

（14）灸后头晕、失眠，多为气血充足，上冲于头部的反应。

（15）灸后月经延迟或提前，属经络调整的过程，属好转反应，不影响下个月经周期。

（16）乳腺增生灸疗时部分会有疼痛和蚁行感，疼痛属化瘀散结的过程，蚁行感为气血运行邪毒外排的过程。

（17）灸后上火，或会出现口干舌燥的现象，这表明体内的阴阳正在调整，阴不胜阳，应注意多喝温开水。有时候还会出现西医所诊断的各种炎症，这是因为病邪逐渐外发，出现炎症的地方正是病邪被驱赶外排的地方，此时应该继续艾灸，直到病邪完全被排除。

第**2**章 "火"力变"活"力，呼吸更畅通

　　呼吸系统疾病是一种常见病、多发病，主要病变在气管、支气管、肺部及胸腔，病变轻者多咳嗽、胸痛、呼吸受影响，重者呼吸困难、缺氧，甚至呼吸衰竭而致死。随着空气污染日益严重和全球老龄化，呼吸系统疾病已在我国占据相当大的比例。日常生活中呼吸系统疾病的护理和治疗就显得尤为重要。冬春季节是呼吸道感染疾病的多发季节。在这样的季节里，要注意提高自身抗病能力，注意生活规律，根据天气变化，注意防寒保暖，进行适当的体育锻炼。

感冒·发热·咳嗽·肺炎·支气管炎
哮喘·胸闷·胸膜炎

感冒

临床症状： 感冒，中医称"伤风"，是一种由多种病毒引起的呼吸道常见病。感冒一般分为风寒感冒和风热感冒。风寒感冒起病急、发热轻、恶寒重、头痛、周身酸痛、无汗、流清涕、咳嗽吐清痰等。风热感冒主要症状为发热重、恶寒轻、流黄涕、咳吐黄痰、口渴、咽痛、大便干、小便黄、扁桃体肿大等。

基础治疗： 风府、风池、合谷、列缺、足三里。

随症加穴： 风热感冒，加灸曲池；鼻塞，加灸迎香；头痛，加灸印堂。

---

①风府 「泻热安神、祛风解表」

定位： 位于项部，当后发际正中直上1寸，枕外隆凸直下，两侧斜方肌之间凹陷中。

艾灸时间
10～15
分钟

🔥 艾灸方法

用艾条回旋灸法来回灸治风府穴，以患者感觉温热舒适为宜。

②风池 「提神醒脑」

定位： 位于项部，当枕骨之下，与风府相平，胸锁乳突肌与斜方肌上端之间的凹陷处。

艾灸时间
10～15
分钟

🔥 艾灸方法

用艾条回旋灸法来回灸治风池穴，以患者感觉温热舒适为宜。

③合谷 「镇静止痛、通经活络」

定位： 位于手背，第一、二掌骨间，当第二掌骨桡侧的中点处。

艾灸时间
10～15
分钟

🔥 艾灸方法

用艾条温和灸法灸治合谷穴。对侧以同样的方法操作。

④列缺 「宣肺理气、利咽宽胸」

定位： 位于前臂桡侧缘，桡骨茎突上方，腕横纹上1.5寸。当肱桡肌与拇长展肌腱之间。

艾灸时间
10～15
分钟

🔥 艾灸方法

用艾条温和灸法灸治列缺穴。对侧以同样的方法操作。

⑤足三里 「调理脾胃、补中益气」

定位： 位于小腿前外侧，当犊鼻下3寸，距胫骨前缘一横指（中指）。

艾灸时间
10～15
分钟

🔥 艾灸方法

用艾条温和灸法灸治足三里穴。对侧以同样的方法操作。

发热

临床症状：发热分外感发热和内伤发热。外感发热见于感冒、伤寒、瘟疫等病症。内伤发热有阴虚发热、阳虚发热、血虚发热、气虚发热等。西医认为常见的发热激活物有来自体外的外致热原，如细菌、病毒、真菌、疟原虫等。因此感冒、炎症、癌症等均可引起发热。

基础治疗：曲池、足三里、大椎、风门、肾俞。

随症加穴：内伤发热，加灸肺俞；外感发热，加灸大椎；头晕头痛，加灸百会。

① 曲池 「清热和营、降逆活络」

定位：屈肘成直角，位于肘横纹外侧端与肱骨外上髁连线中点。

② 足三里 「调理脾胃、补中益气」

定位：位于小腿前外侧，当犊鼻下3寸，距胫骨前缘一横指（中指）。

艾灸时间
10～15
分钟

艾灸时间
10～15
分钟

🔥 艾灸方法

用打火机将艾条一端点燃，找到一侧曲池穴，用艾条温和灸法灸治。

🔥 艾灸方法

用艾条温和灸法灸治足三里穴。对侧以同样的方法操作。

③大椎 「祛风散寒、清脑宁神」

定位： 位于后正中线上，第七颈椎棘突下凹陷中。

艾灸时间
10～15
分钟

🔥 艾灸方法

用艾条温和灸法灸治大椎穴，至皮肤潮红发热为宜。

④风门 「宣通肺气、调理气机」

定位： 位于背部，当第二胸椎棘突下，旁开1.5寸。

艾灸时间
10～15
分钟

🔥 艾灸方法

将燃着的艾灸盒放于风门穴上灸治，至局部皮肤潮红为止。

⑤肾俞 「调肾气、聪耳目」

定位： 位于腰部，当第二腰椎棘突下，旁开1.5寸。

艾灸时间
10～15
分钟

🔥 艾灸方法

将燃着的艾灸盒放于肾俞穴上灸治，至局部皮肤潮红为止。

咳嗽

临床症状：咳嗽是呼吸系统疾病的主要症状，是人体清除呼吸道内的分泌物或异物的保护性呼吸反射动作。咳嗽的病因有上呼吸道感染、支气管炎、肺炎、喉炎等。咳嗽的主要症状为痰多色稀白或痰色黄稠、量少、易咳出，喉间有痰声，似水笛哮鸣声音，喉痒欲咳等。

基础治疗：肺俞、天突、神门、列缺、丰隆。

随症加穴：胸痛，加灸膻中；咽喉干痒，加灸太溪；汗多，加灸三阴交。

---

① 肺俞 「调补肺气、补虚清热」

定位： 位于背部，当第三胸椎棘突下，旁开1.5寸。

艾灸时间
10 ~ 15
分钟

🔥 艾灸方法

将燃着的艾灸盒放于肺俞穴上灸治，至局部皮肤潮红为止。

② 天突 「宣通肺气、化痰止咳」

定位： 位于颈部，当前正中线上，两锁骨中间，胸骨上窝中央。

艾灸时间
10 ~ 15
分钟

🔥 艾灸方法

用艾条温和灸法灸治天突穴，至皮肤潮红发热为宜。

③神门 「安神通络」

定位： 位于腕部，腕掌侧横纹尺侧端，尺侧腕屈肌腱的桡侧凹陷处。

🔥 **艾灸方法**

用艾条温和灸法灸治神门穴。对侧以同样的方法操作。

艾灸时间
10~15
分钟

④列缺 「利咽宽胸、通经活络」

定位： 位于前臂桡侧缘，桡骨茎突上方，腕横纹上1.5寸。当肱桡肌与拇长展肌腱之间。

艾灸时间
10~15
分钟

🔥 **艾灸方法**

用艾条温和灸法灸治列缺穴。对侧以同样的方法操作。

⑤丰隆 「健脾祛湿」

定位： 位于小腿前外侧，当外踝尖上8寸，条口外，距胫骨前缘二横指（中指）。

艾灸时间
10~15
分钟

🔥 **艾灸方法**

用艾条温和灸法灸治丰隆穴，以皮肤潮红发热为度。

肺炎

临床症状：肺炎是指终末气道、肺泡和肺间质等组织病变所发生的炎症。本病起病急骤，常有淋雨、受凉、劳累等诱因，约1/3患者有上呼吸道感染史。寒颤、高热、咳嗽、咳痰，深呼吸和咳嗽时，有少量痰或大量的痰，部分患者可伴胸痛或呼吸困难，病情严重者可并发肺水肿、败血症、感染性休克、支气管扩张等疾病。

基础治疗：风门、肺俞、中府、尺泽、列缺。

随症加穴：咳嗽声重，加灸风池；胸闷气短，加灸曲池；痰多黏稠，加灸丰隆。

① 风门 「宣通肺气、调理气机」

定位： 位于背部，当第二胸椎棘突下，旁开1.5寸。

艾灸时间
10~15
分钟

🔥 艾灸方法

点燃艾灸盒灸治风门穴，至局部皮肤潮红为止。

② 肺俞 「调补肺气、补虚清热」

定位： 位于背部，当第三胸椎棘突下，旁开1.5寸。

艾灸时间
10~15
分钟

🔥 艾灸方法

点燃艾灸盒灸治肺俞穴，至局部皮肤潮红为止。

③中府 「清泻肺热、止咳平喘」

定位： 位于胸前壁的外上方，云门下1寸，平第一肋间隙，距前正中线6寸。

🔥 **艾灸方法**

用艾条温和灸法灸治中府穴。对侧以同样的方法操作。

艾灸时间
10～15
分钟

④尺泽 「清热和胃、通络止痛」

定位： 位于肘横纹中，肱二头肌腱桡侧凹陷处。

艾灸时间
10～15
分钟

🔥 **艾灸方法**

用艾条温和灸法灸治尺泽穴。对侧以同样的方法操作。

⑤列缺 「宣肺理气、利咽宽胸」

定位： 位于前臂桡侧缘，桡骨茎突上方，腕横纹上1.5寸，当肱桡肌与拇长展肌腱之间。

艾灸时间
10～15
分钟

🔥 **艾灸方法**

用艾条温和灸法灸治列缺穴。对侧以同样的方法操作。

支气管炎

临床症状：支气管炎是指气管、支气管黏膜及其周围组织的慢性非特异性炎症，临床上以长期咳嗽、咳痰、喘息以及反复呼吸道感染为特征。部分患者起病之前先有急性上呼吸道感染，如急性咽喉炎、感冒等。当合并呼吸道感染时，细支气管黏膜充血水肿，痰液阻塞及支气管管腔狭窄，可产生气喘（喘息）的症状。

基础治疗：天突、膻中、关元、足三里、肺俞。

随症加穴：咳嗽声重，加灸风池；胸满气胀，加灸太冲；痰多黏稠，加灸丰隆。

---

① 天突　「宣通肺气、化痰止咳」

定位： 位于颈部，当前正中线上，胸骨上窝中央。

艾灸时间
10~15
分钟

🔥 艾灸方法

用艾条悬灸法灸治天突穴，至皮肤潮红发热为宜。

② 膻中　「活血通络、清肺止喘」

定位： 位于胸部，当前正中线上，平第四肋间，两乳头连线的中点。

艾灸时间
10~15
分钟

🔥 艾灸方法

用艾条悬灸法灸治膻中穴，至皮肤潮红发热为宜。

③关元 「培元固本、降浊升清」

定位： 位于下腹部，前正中线上，当脐中下3寸。

艾灸时间
10～15
分钟

> 🔥 **艾灸方法**
>
> 点燃艾灸盒灸治关元穴，至局部皮肤潮红为止。

④足三里「调理脾胃、补中益气」

定位： 位于小腿前外侧，当犊鼻下3寸，距胫骨前缘一横指（中指）。

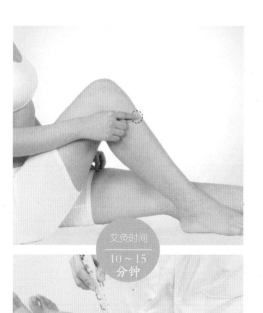

艾灸时间
10～15
分钟

> 🔥 **艾灸方法**
>
> 用艾条温和灸法灸治足三里穴。对侧以同样的方法操作。

⑤肺俞 「调补肺气、补虚清热」

定位： 位于背部，当第三胸椎棘突下，旁开1.5寸。

艾灸时间
10～15
分钟

> 🔥 **艾灸方法**
>
> 点燃艾灸盒灸治肺俞穴，至局部皮肤潮红为止。

哮喘

临床症状：哮喘是指喘息、气促、咳嗽、胸闷等症状突然发生，或原有症状急剧加重，常有呼吸困难，以呼气量降低为其发病特征，这些症状经常在患者接触烟雾、香水、油漆、灰尘、宠物、花粉等刺激性气体或变应原之后发作，夜间和（或）清晨症状也容易发生或加剧，由接触刺激物或呼吸道感染所诱发。

基础治疗：中府、膻中、神阙、关元、定喘。

随症加穴：恶寒发热，加灸风府；喘急胸闷，加灸大椎；咳喘气短，加灸脾俞。

---

①中府 「清泻肺热、止咳平喘」

定位： 位于胸前壁的外上方，云门下1寸，平第一肋间隙，距前正中线6寸。

艾灸时间
10～15
分钟

🔥 艾灸方法

用艾条温和灸法灸治中府穴。对侧以同样的方法操作。

②膻中 「活血通络、清肺止喘」

定位： 位于胸部，当前正中线上，平第四肋间，两乳头连线的中点。

艾灸时间
10～15
分钟

🔥 艾灸方法

用艾条温和灸法灸治膻中穴，至皮肤潮红发热为宜。

③ 神阙 「温阳救逆、通经行气」

定位： 位于腹中部，脐中央。

艾灸方法

点燃艾灸盒放于神阙穴上灸治，至局部皮肤潮红为止。

艾灸时间
10～15
分钟

④ 关元 「培元固本、降浊升清」

定位： 位于下腹部，前正中线上，当脐中下3寸。

艾灸时间
10～15
分钟

艾灸方法

点燃艾灸盒放于关元穴上灸治，至局部皮肤潮红为止。

⑤ 定喘 「调补肺气、补虚清热」

定位： 位于背部，当第七颈椎棘突下，旁开0.5寸。

艾灸时间
10～15
分钟

艾灸方法

点燃艾灸盒放于定喘穴上灸治，至局部皮肤潮红为止。

胸闷

临床症状：胸闷是一种自觉胸部闷胀及呼吸不畅的感觉。轻者可能是神经官能性的，即心脏、肺的功能失去调节引起的，经西医诊断无明显的器质性病变。严重者为心肺二脏的疾患引起，可由冠心病、心肌供血不足或慢支炎、肺气肿、肺心病等导致，经西医诊断有明显的器质性病变。

基础治疗：神门、大陵、内关、中脘、足三里。

随症加穴：身倦乏力，加灸百会；胸痛，加灸膻中；头晕头痛，加灸印堂。

---

① 神门 「安神通络」

定位：位于腕部，腕掌侧横纹尺侧端，尺侧腕屈肌腱的桡侧凹陷处。

艾灸时间
10～15
分钟

🔥 艾灸方法

用艾条回旋灸法灸治神门穴。对侧以同样的方法操作。

② 大陵 「宁心安神、和胃通络」

定位：位于腕掌横纹的中点处，当掌长肌腱与桡侧腕屈肌腱之间。

艾灸时间
10～15
分钟

🔥 艾灸方法

用艾条回旋灸法灸治大陵穴。对侧以同样的方法操作。

③内关 「宁心安神、和胃理气」

定位： 位于前臂掌侧，当曲泽与大陵的连线上，腕横纹上2寸，掌长肌腱与桡侧腕屈肌腱之间。

🔥 **艾灸方法**

用艾条回旋灸法灸治内关穴。对侧以同样的方法操作。

艾灸时间
10～15
分钟

④中脘 「健脾化湿、促进消化」

定位： 位于上腹部，前正中线上，当脐中上4寸。

艾灸时间
10～15
分钟

🔥 **艾灸方法**

点燃艾灸盒灸治中脘穴，至局部皮肤潮红为止。

⑤足三里 「调理脾胃、补中益气」

定位： 位于小腿前外侧，当犊鼻下3寸，距胫骨前缘一横指（中指）。

艾灸时间
10～15
分钟

🔥 **艾灸方法**

用艾条温和灸法灸治足三里穴。对侧以同样的方法操作。

胸膜炎

临床症状： 胸膜炎是指由致病因素（通常为病毒或细菌）刺激胸膜所致的胸膜炎症，又称"肋膜炎"，主要临床表现为胸痛、咳嗽、胸闷、气急，甚则呼吸困难，感染性胸膜炎或胸腔积液继发感染时，可有恶寒、发热。胸膜炎由不同病因所致，伴有各疾病的临床表现。胸痛伴有剧烈咳嗽可实施热湿敷缓解疼痛。

基础治疗： 膻中、侠溪。

随症加穴： 头晕，加灸百会；心悸，加灸内关；食欲不振，加灸中脘。

---

①膻中 「活血通络、清肺宽胸」

定位： 位于胸部，当前正中线上，平第四肋间，两乳头连线的中点。

艾灸时间
10～15
分钟

🔥 **艾灸方法**

用艾条温和灸法灸治膻中穴，至皮肤潮红发热为宜。

②侠溪 「疏调肝胆、消肿止痛」

定位： 位于足背外侧，当第四、五趾间，趾蹼缘后方赤白肉际处。

艾灸时间
10～15
分钟

🔥 **艾灸方法**

用艾条温和灸法灸治侠溪穴。对侧以同样的方法操作。

第 **3** 章

辨症巧施灸，心脑疾病无烦恼

心脑系统疾病就是心脏血管和脑血管的疾病统称，泛指由于高脂血症、血液黏稠、动脉粥样硬化、高血压等所导致的心脏、大脑及全身组织发生缺血性或出血性疾病。50岁以上中老年人的常见病。心脑血管发生病变，则会表现出胸闷、心慌气短、胸痛、偏瘫、失语、肢体不灵活、头痛、头晕、恶心、呕吐等。日常生活中可以适度锻炼，平稳血压，科学饮食等来减少疾病的发生和发展。

头痛 · 偏头痛 · 高血压 · 低血压 · 贫血
冠心病 · 中风后遗症 · 心律失常

头痛

临床症状： 头痛是临床常见的病症。痛感有轻有重，疼痛时间有长有短，形式也多种多样。常见的症状有胀痛、闷痛、撕裂样痛、针刺样痛，部分伴有血管搏动感及头部紧箍感，以及发热、恶心、呕吐、头晕、纳呆、肢体困重等症状。头痛的发病原因繁多，如神经痛、颅内病变、脑血管疾病、五官疾病等均可导致头痛。

基础治疗： 太阳、率谷、风池、天柱、大椎。

随症加穴： 前额痛，加灸合谷；偏头痛，加灸外关。

①太阳 「清肝明目、通络止痛」

定位： 位于颞部，当眉梢与目外眦之间，向后约一横指的凹陷处。

艾灸时间 10～15 分钟

🔥 **艾灸方法**

用艾条回旋灸法灸治太阳穴。对侧以同样的方法操作。

②率谷 「通络止痛」

定位： 位于头部，当耳尖直上入发际1.5寸，角孙直上方。

艾灸时间 10～15 分钟

🔥 **艾灸方法**

用艾条回旋灸法灸治率谷穴。对侧以同样的方法操作。

③ 风池 「疏风清热、开窍镇痛」

定位： 位于项部，当枕骨之下，与风府相平，胸锁乳突肌与斜方肌上端之间的凹陷处。

🔥 **艾灸方法**

用艾条回旋灸法灸治风池穴。对侧以同样的方法操作。

艾灸时间
10～15
分钟

④ 天柱 「化气壮阳」

定位： 位于项部大筋（斜方肌）外缘之后发际凹陷中，约当后发际正中旁开1.3寸。

艾灸时间
10～15
分钟

🔥 **艾灸方法**

用艾条回旋灸法灸治天柱穴。对侧以同样的方法操作。

⑤ 大椎 「祛风散寒、清脑宁神」

定位： 位于后正中线上，第七颈椎棘突下凹陷中。

艾灸时间
10～15
分钟

🔥 **艾灸方法**

点燃艾灸盒放于大椎穴上灸治，至局部皮肤潮红发热为宜。

偏头痛

临床症状：偏头痛是临床最常见的原发性头痛类型，是一种常见的慢性神经血管性疾患，临床以发作性中重度搏动样头痛为主要表现，头痛多为偏侧，可伴有恶心、呕吐等症状，多起病于儿童和青春期，中青年期达发病高峰，常有遗传背景。另外一些环境和精神因素如紧张、过劳、情绪激动、睡眠过度均可导致偏头痛。

基础治疗：百会、头维、率谷、风池、至阳。

随症加穴：恶心呕吐，加灸中脘；头痛剧烈，加灸内关；情绪激动，加灸太冲。

---

①百会 「安神定志、益寿延年」

定位：位于头部，当前发际正中直上5寸，或两耳尖连线的中点处。

艾灸时间
10～15
分钟

🔥 艾灸方法

用艾条回旋灸法来回灸治百会穴，至局部感到温热为宜。

②头维 「止痛明目、祛风泄火」

定位：位于头侧部，当额角发际上0.5寸，头正中线旁4.5寸。

艾灸时间
10～15
分钟

🔥 艾灸方法

用艾条回旋灸法来回灸治头维穴。对侧以同样的方法操作。

③率谷 「通络止痛」

定位： 位于头部，当耳尖直上入发际1.5寸，角孙直上方。

艾灸时间
10～15
分钟

🔥 艾灸方法

用艾条回旋灸法来回灸治率谷穴。对侧以同样的方法操作。

④风池 「疏风清热、开窍镇痛」

定位： 位于项部，当枕骨之下，与风府相平，胸锁乳突肌与斜方肌上端之间的凹陷处。

艾灸时间
10～15
分钟

🔥 艾灸方法

用艾条回旋灸法来回灸治风池穴。对侧以同样的方法操作。

⑤至阳 「壮阳益气、安和五脏」

定位： 位于背部，当后正中线上，第七胸椎棘突下凹陷中。

艾灸时间
20～30
分钟

🔥 艾灸方法

点燃艾灸盒放于至阳穴上灸治，至局部皮肤潮红发热为宜。

高血压

临床症状： 高血压病是以动脉血压升高为主要临床表现的慢性全身性血管性疾病，血压高于19/12千帕即可诊断为高血压。本病早期无明显症状，部分患者会出现头晕、头痛、心悸、失眠、耳鸣、乏力、颜面潮红或肢体麻木等不适表现。中医认为本病多因精神过度紧张，饮酒过度，嗜食肥甘厚味等所致。

基础治疗： 涌泉、太冲、足三里、神阙、内关。

随症加穴： 烦躁不安，加灸风池；心悸怔忡，加灸丰隆；头晕头重，加灸印堂。

---

①涌泉 「平肝熄风、滋阴益肾」

定位： 位于足底部，蜷足时足前部凹陷处，约当足底二、三趾趾缝纹头端与足跟连线的前1/3与后2/3交点上。

艾灸时间
10～15
分钟

🔥 艾灸方法

用艾条温和灸法灸治涌泉穴。对侧以同样的方法操作。

②太冲 「平肝理血、清利下焦」

定位： 位于足背侧，当第一跖骨间隙的后方凹陷处。

艾灸时间
10～15
分钟

🔥 艾灸方法

用艾条温和灸法灸治太冲穴。对侧以同样的方法操作。

③足三里 「调理脾胃、补中益气」

定位： 位于小腿前外侧，当犊鼻下3寸，距胫骨前缘一横指（中指）。

🔥 **艾灸方法**

用艾条悬灸法灸治足三里穴。对侧以同样的方法操作。

艾灸时间 10～15 分钟

④神阙 「健运脾胃、温阳固脱」

定位： 位于腹中部，脐中央。

艾灸时间 20～30 分钟

🔥 **艾灸方法**

点燃艾灸盒放于神阙穴上灸治，至局部皮肤潮红发热为宜。

⑤内关 「宁心安神、和胃理气」

定位： 位于前臂掌侧，当曲泽与大陵的连线上，腕横纹上2寸，掌长肌腱与桡侧腕屈肌腱之间。

艾灸时间 10～15 分钟

🔥 **艾灸方法**

用艾条悬灸法灸治内关穴。对侧以同样的方法操作。

低血压

临床症状：低血压指血压降低引起的一系列症状，部分人群无明显症状，病情轻微者可有头晕、头痛、食欲不振、疲劳、脸色苍白等，严重者会出现直立性眩晕、四肢冰凉、心律失常等症状。这些症状主要因血压下降，血液循环缓慢，影响组织细胞氧气和营养的供应引起的。西医诊断低血压的标准为：血压值小于12/8千帕。

基础治疗：气海、膈俞。

随症加穴：自汗，加灸中脘；失眠健忘，加灸四神聪；四肢不温，加灸大椎。

---

①气海 「益气助阳、调经固经」

定位：位于下腹部，前正中线上，当脐中下1.5寸。

艾灸时间
10～15
分钟

🔥艾灸方法

点燃艾灸盒放于气海穴上灸治，至局部皮肤潮红发热为宜。

②膈俞 「养血和营」

定位：位于背部，当第七胸椎棘突下，旁开1.5寸。

艾灸时间
10～15
分钟

🔥艾灸方法

点燃艾灸盒放于膈俞穴上灸治，至局部皮肤潮红发热为宜。

贫血

临床症状： 贫血是指人体外周血红细胞容量减少，低于正常范围下限的一种常见的临床症状。主要症状为头昏、耳鸣、失眠、记忆减退、注意力不集中等，乃是贫血导致神经组织损害的常见症状。成年男性血红蛋白<120克/升，成年女性（非妊娠）血红蛋白<110克/升，孕妇血红蛋白<100克/升，均可诊断为贫血。

基础治疗： 气海、血海。

随症加穴： 头晕，加灸百会；心悸，加灸内关；食欲不振，加灸中脘。

---

①气海 「益气助阳、调经固经」

定位： 位于下腹部，前正中线上，当脐中下1.5寸。

艾灸时间
10～15
分钟

🔥 艾灸方法

点燃艾灸盒放于气海穴上灸治，至局部皮肤潮红发热为宜。

②血海 「健脾化湿、调经统血」

定位： 屈膝，位于大腿内侧，髌底内侧端上2寸，当股四头肌内侧头的隆起处。

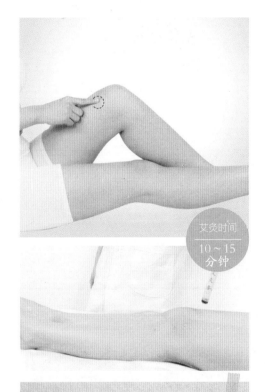

艾灸时间
10～15
分钟

🔥 艾灸方法

用艾条悬灸法灸治血海穴。对侧以同样的方法操作。

冠心病

临床症状： 冠心病是由冠状动脉发生粥样硬化，导致心肌缺血的疾病，是中老年人心血管疾病中最常见的一种。在临床上冠心病主要特征为心绞痛、心律不齐、心肌梗死及心力衰竭等，主要症状有：胸骨后疼痛，呈压榨样、烧灼样疼痛。中医认为本病主要是因"气滞血瘀"所致，与心、肝、脾、肾诸脏功能失调有关。

基础治疗： 通里、内关、膻中、丰隆、太溪。

随症加穴： 手足不温，加灸关元；心悸而痛，加灸心俞。

---

①通里 「清热安神、通经活络」

定位： 位于前臂掌侧，当尺侧腕屈肌腱的桡侧缘，腕横纹上1寸。

艾灸时间
10～15
分钟

🔥 艾灸方法

用艾条回旋灸法灸治通里穴。对侧以同样的方法操作。

②内关 「宁心安神、理气止痛」

定位： 位于前臂掌侧，当曲泽与大陵的连线上，腕横纹上2寸，掌长肌腱与桡侧腕屈肌腱之间。

艾灸时间
10～15
分钟

🔥 艾灸方法

用艾条悬灸法灸治内关穴，至皮肤潮红发热为宜。

③膻中 「活血通络、清肺宽胸」

定位： 位于胸部，当前正中线上，平第四肋间，两乳头连线的中点。

🔥 **艾灸方法**

用艾条悬灸法灸治膻中穴，至皮肤潮红发热为宜。

艾灸时间
10～15
分钟

④丰隆 「健脾祛湿、化痰」

定位： 位于小腿前外侧，当外踝尖上8寸，条口外，距胫骨前缘二横指（中指）。

艾灸时间
10～15
分钟

🔥 **艾灸方法**

用艾条温和灸法灸治丰隆穴。对侧以同样的方法操作。

⑤太溪 「补益肾气」

定位： 位于足内侧，内踝后方，当内踝尖与跟腱之间的凹陷处。

艾灸时间
10～15
分钟

🔥 **艾灸方法**

用艾条温和灸法灸治太溪穴。对侧以同样的方法操作。

中风后遗症

临床症状: 中风主要分为出血性脑中风(脑出血或蛛网膜下腔出血)和缺血性脑中风(脑梗死、脑血栓形成)两大类。前者多数留有不同程度的运动障碍、认知障碍、言语吞咽障碍等后遗症;后者临床上以偏瘫为主要后遗症。伴有头疼、眩晕、恶心、失眠、多梦、耳鸣、眼花、多汗、心悸、步伐不稳、食欲不振、记忆力减退等症状。

基础治疗: 神阙、关元、足三里、风池、风门。

随症加穴: 肢体麻木,加灸合谷;口黏痰多,加灸丰隆;心悸自汗,加灸气海。

---

① 神阙 「健运脾胃、温阳固脱」

定位: 位于腹中部,脐中央。

艾灸时间
10 ~ 15
分钟

🔥 艾灸方法

点燃艾灸盒放于神阙穴上灸治,至局部皮肤潮红发热为宜。

② 关元 「培元固本、降浊升清」

定位: 位于下腹部,前正中线上,当脐中下3寸。

艾灸时间
10 ~ 15
分钟

🔥 艾灸方法

点燃艾灸盒放于关元穴上灸治,至局部皮肤潮红发热为宜。

③足三里 [调理脾胃、补中益气]

定位： 位于小腿前外侧，当犊鼻下3寸，距胫骨前缘一横指（中指）。

🔥 **艾灸方法**

用艾条悬灸法灸治足三里穴。对侧以同样的方法操作。

艾灸时间
10~15
分钟

④风池 [疏风清热、开窍镇痛]

定位： 位于项部，当枕骨之下，与风府相平，胸锁乳突肌与斜方肌上端之间的凹陷处。

艾灸时间
10~15
分钟

🔥 **艾灸方法**

用艾条悬灸法分别灸治双侧风池穴，至局部皮肤潮红发热为宜。

⑤风门 [宣通肺气、调理气机]

定位： 位于背部，当第二胸椎棘突下，旁开1.5寸。

艾灸时间
10~15
分钟

🔥 **艾灸方法**

点燃艾灸盒放于风门穴上灸治，至局部皮肤潮红发热为宜。

心律失常

临床症状： 心律失常在中医里属于"心悸"的范畴，发生时，患者自觉心跳快而强，并伴有胸痛、胸闷、喘息、头晕和失眠等症状。引起心律失常的生理性因素有：运动、情绪激动、吸烟、饮酒、冷热刺激等，去除诱因后可自行缓解。如冠心病、高血压、高血脂、心肌炎等均可引起心律失常，因此要积极治疗原发病。

基础治疗： 内关、公孙。

随症加穴： 动则加重，加灸关元；倦怠自汗，加灸气海；胸痛，加灸膻中。

①内关 「宁心安神、理气止痛」

定位： 位于前臂正中，腕横纹上2寸，在桡侧腕屈肌腱同掌长肌腱之间。

艾灸时间
10～15
分钟

🔥 **艾灸方法**

用艾条悬灸法灸治内关穴。对侧以同样的方法操作。

②公孙 「健脾化湿、和胃止痛」

定位： 位于足内侧缘，第一跖骨基底部的前下方，赤白肉际处。

艾灸时间
10～15
分钟

🔥 **艾灸方法**

用艾条悬灸法灸治公孙穴。对侧以同样的方法操作。

第 **4** 章

内调外养，远离神经系统疾病

　　人体的结构与功能均极为复杂，体内各器官、系统的功能和各种生理过程都不是各自孤立地进行，而是在神经系统的直接或间接调节控制下，互相联系、相互影响、密切配合，使人体成为一个完整统一的有机体，实现和维持正常的生命活动。神经系统发生病变后，就会出现神经衰弱、失眠、抑郁、神经麻痹等病症。因为神经根的损伤是不可逆的，所以平常要多注意神经功能的养护，保障机体的正常运行。

神经衰弱·眩晕·失眠·面肌痉挛·面神经麻痹
癫痫·坐骨神经痛·肋间神经痛

神经衰弱

临床症状： 神经衰弱是指大脑由于长期情绪紧张及精神压力，从而使精神活动能力减弱的功能障碍性病症，其主要特征是易兴奋，脑力易疲劳，记忆力减退等，伴有各种躯体不适症状，本病如处理不当可迁延达数年。但经精神科或心理科医生积极、及时治疗，指导病人正确对待疾病，本病可达缓解或治愈，预后一般良好。

基础治疗： 百会、神门、太溪、行间、心俞。

随症加穴： 头痛，加灸太阳；失眠，加灸四神聪。

---

①百会 「安神定志、益寿延年」

定位： 位于头部，当前发际正中直上5寸，或两耳尖连线的中点处。

艾灸时间
10～15
分钟

🔥 艾灸方法

用艾条悬灸法灸治百会穴，至局部皮肤发热为宜。

②神门 「安神通络」

定位： 位于腕部，腕掌侧横纹尺侧端，尺侧腕屈肌腱的桡侧凹陷处。

艾灸时间
10～15
分钟

🔥 艾灸方法

用艾条回旋灸法灸治神门穴。对侧以同样的方法操作。

③太溪 「壮阳强腰、滋阴益肾」

定位： 位于足内侧，内踝后方，当内踝尖
与跟腱之间的凹陷处。

🔥 **艾灸方法**

用艾条回旋灸法灸治太溪穴。对侧以
同样的方法操作。

艾灸时间
10～15
分钟

④行间 「调理肝肾、清热熄风」

定位： 位于足背侧，当第一、二趾间，趾
蹼缘的后方赤白肉际处。

艾灸时间
10～15
分钟

🔥 **艾灸方法**

用艾条回旋灸法灸治行间穴。对侧以
同样的方法操作。

⑤心俞 「宽胸理气、通络安神」

定位： 位于背部，当第五胸椎棘突下，旁
开1.5寸。

艾灸时间
10～15
分钟

🔥 **艾灸方法**

点燃艾灸盒放于心俞穴上灸治，至局
部皮肤潮红发热为宜。

眩晕

临床症状： 眩晕与头晕有所相似，但本质不同。眩晕分为周围性眩晕和中枢性眩晕。中枢性眩晕是由脑组织、脑神经疾病引起，如高血压、动脉硬化等脑血管疾病。周围性眩晕发作时多伴有耳聋、耳鸣、恶心、呕吐、出冷汗等植物神经系统症状。如不及时治疗容易引起痴呆、脑血栓、脑出血、中风偏瘫，甚至猝死等情况。

基础治疗： 百会、风池、神阙、足三里、侠溪。

随症加穴： 头目胀痛，加灸行间；头痛如裹，加灸内关。

---

①百会 「安神定志、益寿延年」

定位： 位于头部，当前发际正中直上5寸，或两耳尖连线的中点处。

艾灸时间
10～15
分钟

🔥 艾灸方法

用艾条悬灸法灸治百会穴，至局部皮肤发热为宜。

②风池 「疏风清热、开窍镇痛」

定位： 位于项部，当枕骨之下，与风府相平，胸锁乳突肌与斜方肌上端之间的凹陷处。

艾灸时间
10～15
分钟

🔥 艾灸方法

用艾条回旋灸法来回灸治风池穴，至局部皮肤发热为宜。

③神阙 「健运脾胃、温阳固脱」

定位： 位于腹中部，脐中央。

🔥 **艾灸方法**

点燃艾灸盒放于神阙穴上灸治，至局部皮肤潮红发热为宜。

艾灸时间
10～15
分钟

④足三里 「调理脾胃、补中益气」

定位： 位于小腿前外侧，当犊鼻下3寸，距胫骨前缘一横指（中指）。

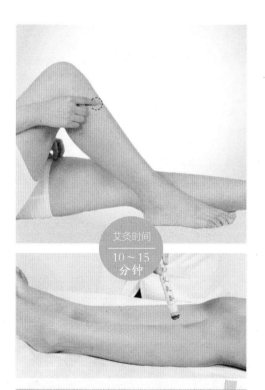

艾灸时间
10～15
分钟

🔥 **艾灸方法**

用艾条悬灸法灸治足三里穴。对侧以同样的方法操作。

⑤侠溪 「平肝熄风、消肿止痛」

定位： 位于足背外侧，当第四、五趾间，趾蹼缘后方赤白肉际处。

艾灸时间
10～15
分钟

🔥 **艾灸方法**

用艾条悬灸法灸治侠溪穴。对侧以同样的方法操作。

失眠

临床症状： 失眠是指无法入睡或无法保持睡眠状态，即睡眠失常。失眠虽不属于危重疾病，但影响人们的日常生活。睡眠不足会导致健康不佳，生理节奏被打乱，继之引起人的疲劳感，全身不适、无精打采、反应迟缓、头痛、记忆力减退等症状。患有失眠抑郁症最直接影响的是精神方面的，严重者会导致精神分裂。

基础治疗： 百会、肝俞。

随症加穴： 多梦易醒，加灸三阴交；心悸胆怯，加灸胆俞；心烦不寐，加灸太溪。

---

①百会 「安神定志、益寿延年」

定位： 位于头部，当前发际正中直上5寸，或两耳尖连线的中点处。

艾灸时间
10～15
分钟

🔥 艾灸方法

用艾条回旋灸法灸治百会穴，至局部皮肤发热为宜。

②肝俞 「疏肝利胆、降火止痉」

定位： 位于背部，当第九胸椎棘突下，旁开1.5寸。

艾灸时间
10～15
分钟

🔥 艾灸方法

点燃艾灸盒放于肝俞穴上灸治，至局部皮肤潮红发热为宜。

面肌痉挛

临床症状： 面肌痉挛又称面肌抽搐，表现为一侧面部肌肉不自主地抽搐。抽搐呈阵发性且不规则，程度不等，可因疲倦、长期精神紧张、精神压力及自主运动等因素而加重。通常局限于眼睑部或颊部、口角，严重者可涉及整个侧面部。本病多在中年后发生，常见于女性。

基础治疗： 颧髎、下关。

随症加穴： 肌肉拘谨，加灸承扶；疼痛剧烈，加灸后溪；肌肉抽搐，加灸足三里。

---

① 颧髎 「消热消肿、祛风镇痉」

定位： 位于面部，当目外眦直下，颧骨下缘凹陷处。

艾灸时间 10～15 分钟

🔥 艾 灸 方 法

用回旋灸法来回灸治颧髎穴。对侧以同样的方法操作。

② 下关 「消肿止痛、益气聪耳」

定位： 位于面部耳前方，当颧弓与下颌切迹所形成的凹陷中。

艾灸时间 10～15 分钟

🔥 艾 灸 方 法

用回旋灸法来回灸治下关穴。对侧以同样的方法操作。

面神经麻痹

临床症状： 面神经麻痹也叫面瘫。临床主要表现为患侧面部肌瘫痪，眼裂大，眼睑不能闭合，流泪，鼻唇沟变平坦，口角下垂，流涎，不能皱额蹙眉，额纹消失，鼓腮漏气，示齿困难，部分病人耳或乳突部有疼痛感。中医认为本病多因风寒之邪侵袭面部经络，致使经络阻滞、营卫失调、气血不和、经脉失养所致。

基础治疗： 四白、颧髎、下关、听宫、翳风。

随症加穴： 眼睑不能闭合，加灸阳陵泉；嘴角不能闭合，加灸地仓；失眠，加灸三阴交。

①四白 「祛风明目、通经活络」

定位： 位于面部，瞳孔直下，当眶下孔凹陷处。

艾灸时间
10～15
分钟

艾灸方法

用艾条回旋灸法来回灸治四白穴。对侧以同样的方法操作。

②颧髎 「消热消肿、祛风镇痉」

定位： 位于面部，当目外眦直下，颧骨下缘凹陷处。

艾灸时间
10～15
分钟

艾灸方法

用艾条回旋灸法来回灸治颧髎穴。对侧以同样的方法操作。

③下关 「消肿止痛、益气聪耳」

定位： 位于面部耳前方，当颧弓与下颌切迹所形成的凹陷中。

🔥 艾灸方法

用艾条回旋灸法来回灸治下关穴。对侧以同样的方法操作。

艾灸时间
10～15
分钟

④听宫 「聪耳开窍、宁神止痛」

定位： 位于面部，耳屏前，下颌骨髁突的后方，张口时呈凹陷处。

艾灸时间
10～15
分钟

🔥 艾灸方法

用艾条回旋灸法来回灸治听宫穴。对侧以同样的方法操作。

⑤翳风 「聪耳通窍、散内泄热」

定位： 位于耳垂后方，当乳突与下颌角之间的凹陷处。

艾灸时间
10～15
分钟

🔥 艾灸方法

用艾条悬灸法灸治翳风穴。对侧以同样的方法操作。

癫痫

临床症状： 癫痫俗称"羊癫风"，是大脑神经元突发性异常放电导致出现短暂的大脑功能障碍的一种慢性疾病。以突然昏仆、口吐涎沫、两目上视、四肢抽搐，或口中如有猪羊叫声等为临床特征，可表现为自主神经、意识及精神障碍。中医认为本病多由大惊大恐造成气机逆乱，或由劳累过度造成脏腑失调，气机不畅所致。

基础治疗： 百会、大椎、中脘、神门、足三里。

随症加穴： 神昏不醒，加灸人中；四肢抽搐，加灸阳陵泉；口吐涎沫，加灸内关。

---

①百会　「安神定志、益寿延年」

定位： 位于头部，当前发际正中直上5寸，或两耳尖连线的中点处。

艾灸时间
10～15
分钟

🔥 **艾灸方法**

用艾条悬灸法灸治百会穴，至皮肤感到发热为宜。

②大椎　「祛风散寒、清脑宁神」

定位： 位于后正中线上，第七颈椎棘突下凹陷中。

艾灸时间
10～15
分钟

🔥 **艾灸方法**

点燃艾灸盒灸治大椎穴，至局部皮肤潮红发热为宜。

③中脘 「健脾化湿、促进消化」

定位： 位于上腹部，前正中线上，当脐中上4寸。

🔥 **艾灸方法**

点燃艾灸盒灸治中脘穴，以局部皮肤潮红发热为宜。

艾灸时间
10～15
分钟

④神门 「安神通络」

定位： 位于腕部，腕掌侧横纹尺侧端，尺侧腕屈肌腱的桡侧凹陷处。

艾灸时间
10～15
分钟

🔥 **艾灸方法**

用艾条悬灸法灸治神门穴，至皮肤潮红发热为宜。

⑤足三里 「调理脾胃、补中益气」

定位： 位于小腿前外侧，当犊鼻下3寸，距胫骨前缘一横指（中指）。

艾灸时间
10～15
分钟

🔥 **艾灸方法**

用艾条悬灸法灸治足三里穴，至局部皮肤潮红发热为宜。

坐骨神经痛

临床症状： 坐骨神经痛指坐骨神经病变，沿坐骨神经通路即腰、臀部、大腿后、小腿后外侧和足外侧发生的疼痛症状群，呈烧灼样或刀刺样疼痛，夜间痛感加重。典型表现为一侧腰部、臀部疼痛，并向大腿后侧、小腿后外侧延展。咳嗽、活动下肢、弯腰、排便时疼痛加重。日久，患侧下肢会出现肌肉萎缩，或出现跛行。

基础治疗： 肾俞、次髎、殷门、阳陵泉、足三里。

随症加穴： 心悸，加灸内关；眩晕，加灸合谷；汗多，加灸三阴交。

---

① 肾俞 「调肾气、强腰脊」

定位： 位于腰部，当第二腰椎棘突下，旁开1.5寸。

艾灸时间
10~15
分钟

🔥 艾灸方法

点燃艾灸盒放于肾俞穴上灸治，至局部皮肤潮红为度。

② 次髎 「调经活血、理气止痛」

定位： 位于骶部，当髂后上棘内下方，适对第二骶后孔处。

艾灸时间
10~15
分钟

🔥 艾灸方法

点燃艾灸盒放于次髎穴上灸治，至局部皮肤潮红为度。

③殷门 「舒筋活络、强膝壮腰」

定位： 位于大腿后面，当承扶与委中的连线上，承扶下6寸。

🔥 **艾灸方法**

点燃艾灸盒放于殷门穴上灸治，至局部皮肤潮红为度。

艾灸时间
10～15
分钟

④阳陵泉 「清热化湿、行血祛瘀」

定位： 位于小腿外侧，当腓骨头前下方凹陷处。

艾灸时间
10～15
分钟

🔥 **艾灸方法**

用艾条温和灸法灸治阳陵泉穴，对侧以同样手法操作。

⑤足三里 「调理脾胃、补中益气」

定位： 位于小腿前外侧，当犊鼻下3寸，距胫骨前缘一横指（中指）。

艾灸时间
10～15
分钟

🔥 **艾灸方法**

用艾条温和灸法灸治足三里穴，对侧以同样手法操作。

肋间神经痛

临床症状：肋间神经痛是指一根或数根肋间神经分布区域发生经常性疼痛。有时是被呼吸动作所激发，咳嗽、打喷嚏时疼痛加重。疼痛剧烈时可放射至同侧的肩部或背部，有时呈带状分布。带状疱疹性肋间神经痛，通常在相应肋间可见疱疹，疼痛可出现在疱疹出现之前，消退之后仍可存在相当长的时间。

基础治疗：肝俞、三阴交。

随症加穴：疼痛剧烈，加灸太冲；烦躁不安，加灸内关；气虚无力，加灸关元。

---

①肝俞 「疏肝利胆、降火止痉」

定位：位于背部，当第九胸椎棘突下，旁开1.5寸。

艾灸时间
10～15
分钟

🔥 艾灸方法

点燃艾灸盒灸治肝俞穴，至皮肤潮红发热为宜。

②三阴交 「健脾利湿、补益肝肾」

定位：位于小腿内侧，当足内踝尖上3寸，胫骨内侧缘后方。

艾灸时间
10～15
分钟

🔥 艾灸方法

用艾条温和灸法灸治三阴交穴。对侧以同样的方法操作。

第5章

艾到病除，让消化系统畅通无阻

消化系统由消化道和消化腺两大部分组成。其中消化道包括口腔、咽、食管、胃、小肠和大肠；消化腺包括唾液腺、胃腺、肝脏、胰脏和肠腺。消化系统是整个胃肠道协调、摄取、转运、消化食物、吸收营养和排泄废物的生理活动。消化系统各部位发生病变，就会出现恶心、呕吐、腹痛、反酸、烧心、腹泻、腹胀及便秘等症状。日常生活中，应多注意饮食清洁，保持良好的生活、工作环境以及做好保暖等措施。

胃痛 · 胃痉挛 · 呕吐 · 消化性溃疡 · 反流性食管炎 · 腹胀
腹泻 · 便秘 · 痢疾 · 痔疮 · 胆结石 · 慢性胃炎 · 胃下垂

胃痛

临床症状：胃痛是指上腹胃脘部近心窝处发生疼痛，是临床上一种很常见的病症。胃部是人体内重要的消化器官之一。实际上引起胃痛的疾病原因有很多，有一些还是非常严重的疾病，常见于急慢性胃炎，胃、十二指肠溃疡病，胃黏膜脱垂，胃下垂，胰腺炎，胆囊炎及胆石症等疾病。

基础治疗：中脘、足三里。

随症加穴：胃部隐痛，加灸脾俞；胃脘灼痛，加灸三阴交；胃痛暴作，加灸上巨虚。

①中脘「健脾化湿、促消化」

定位：位于上腹部，前正中线上，当脐中上4寸。

艾灸时间
10～15
分钟

🔥 艾灸方法

点燃艾灸盒放于中脘穴上灸治，以感觉局部皮肤温热为度。

②足三里「生发胃气、燥化脾湿」

定位：位于小腿前外侧，当犊鼻下3寸，距胫骨前缘一横指（中指）。

艾灸时间
10～15
分钟

🔥 艾灸方法

用艾条温和灸法灸治足三里穴。对侧以同样的方法操作。

胃痉挛

临床症状： 胃痉挛就是胃部肌肉抽搐，主要表现为上腹痛、呕吐等。胃痉挛是一种症状，不是疾病。出现胃痉挛时，主要是对症治疗，解痉止痛止呕。由胃本身引起的痉挛，患者是不会感觉到疼痛的，而很可能是胆石症或其他疾病。胃痉挛与体质和饮食等因素有关，应注意调整结构饮食，多锻炼，增强机体的抵抗力。

基础治疗： 中脘、胃俞。

随症加穴： 胃痛，加灸足三里；呕吐，加灸内关；四肢乏力，加灸关元。

---

① 中脘 「健脾化湿、促消化」

定位： 位于上腹部，前正中线上，当脐中上4寸。

② 胃俞 「和胃降逆、健脾助运」

定位： 位于背部，当第十二胸椎棘突下，旁开1.5寸。

艾灸时间
5分钟

艾灸时间
10分钟

🔥 艾灸方法

点燃艾灸盒放于中脘穴上灸治，至局部皮肤潮红发热为宜。

🔥 艾灸方法

点燃艾灸盒放于胃俞穴上灸治，至局部皮肤潮红发热为宜。

呕吐

临床症状：呕吐是临床常见病症，既可单独为患，亦可见于多种疾病，是机体的一种防御反射动作。可分为三个阶段，即恶心、干呕和呕吐。恶心常为呕吐的前驱症状，表现为上腹部特殊不适感，常伴有头晕、流涎。呕吐常有诱因，如饮食不节，情志不遂，寒暖失宜，以及闻及不良气味等因素，皆可诱发呕吐，或使呕吐加重。

基础治疗：中脘、神阙、内关、足三里、梁丘。

随症加穴：呕吐酸腐，加灸天枢；情志不畅，加灸太冲；呕吐清水痰涎，加灸丰隆。

① 中脘 「健脾化湿、促进消化」

定位：位于上腹部，前正中线上，当脐中上4寸。

艾灸时间
5分钟

🔥 艾灸方法

点燃艾灸盒放于中脘穴上灸治，至皮肤潮红发热为宜。

② 神阙 「健运脾胃、温阳固脱」

定位：位于腹中部，脐中央。

艾灸时间
10分钟

🔥 艾灸方法

点燃艾灸盒放于神阙穴上灸治，至皮肤潮红发热为宜。

③内关 「宁心安神、和胃理气」

定位：位于前臂掌侧，当曲泽与大陵的连线上，腕横纹上2寸，掌长肌腱与桡侧腕屈肌腱之间。

🔥 艾灸方法

用艾条温和灸法灸治内关穴，至皮肤潮红发热为宜。

艾灸时间
10～15
分钟

④足三里「调理脾胃、补中益气」

定位：位于小腿前外侧，当犊鼻下3寸，距胫骨前缘一横指（中指）。

艾灸时间
10～15
分钟

🔥 艾灸方法

用艾条温和灸法灸治足三里穴。对侧以同样的方法操作。

⑤梁丘 「调理脾胃」

定位：屈膝，在大腿前面，当髂前上棘与髌底外侧端的连线上，髌底上2寸。

艾灸时间
10～15
分钟

🔥 艾灸方法

用艾条温和灸法灸治梁丘穴。对侧以同样的方法操作。

消化性溃疡

临床症状： 消化性溃疡主要指发生在胃和十二指肠的慢性溃疡，以周期性发作、节律性上腹部疼痛为主要特征。除中上腹部疼痛外，尚可有唾液分泌增多、烧心、反胃、嗳酸、嗳气、恶心、呕吐等其他胃肠道症状。食欲多保持正常，但偶可因食后疼痛发作而惧食，以致体重减轻。

基础治疗： 中脘、神阙、内关、足三里、太冲。

随症加穴： 恶心呕吐，加灸胃俞；腹泻，加灸气海。

---

① 中脘 「健脾化湿、促进消化」

定位： 位于上腹部，前正中线上，当脐中上4寸。

艾灸时间 20~30 分钟

🔥 艾灸方法

点燃艾灸盒放于中脘穴上灸治，至皮肤潮红发热为宜。

② 神阙 「健运脾胃、温阳固脱」

定位： 位于腹中部，脐中央。

艾灸时间 10~15 分钟

🔥 艾灸方法

点燃艾灸盒放于神阙穴上灸治，至皮肤潮红发热为宜。

③内关 「宁心安神、和胃理气」

定位： 位于前臂正中，腕横纹上2寸，在桡
侧腕屈肌腱同掌长肌腱之间。

艾灸时间
10～15
分钟

🔥 艾灸方法

用艾条温和灸法灸治内关穴。对侧以
同样的方法操作。

④足三里 「调理脾胃、补中益气」

定位： 位于小腿前外侧，当犊鼻下3寸，距
胫骨前缘一横指（中指）。

艾灸时间
10～15
分钟

🔥 艾灸方法

用艾条温和灸法灸治足三里穴。对侧
以同样的方法操作。

⑤太冲 「平肝理血、清利下焦」

定位： 位于足背侧，当第一、第二跖骨间
隙的后方凹陷处。

艾灸时间
10～15
分钟

🔥 艾灸方法

用艾条温和灸法灸治太冲穴。对侧以
同样的方法操作。

反流性食管炎

临床症状：反流性食管炎是由于胃、十二指肠内容物反流入食管引起的食管炎症性病变，食管黏膜的破损，即食管糜烂或食管溃疡和纤维化。主要症状有胸骨后及剑突下有烧灼感或烧灼痛、反酸、呕吐和吞咽困难。中医认为本病属"胃脘痛""胸痛""呕吐"等范畴。

基础治疗：神阙、内关。

随症加穴：胃痛，加灸中脘；恶心呕吐，加灸足三里；反酸，加灸胃俞。

---

① 神阙 「健运脾胃、温阳固脱」

定位：位于腹中部，脐中央。

艾灸时间
20～30
分钟

🔥 艾灸方法

点燃艾灸盒放于神阙穴上灸治，至皮肤潮红发热为宜。

② 内关 「宁心安神、和胃理气」

定位：位于前臂正中，腕横纹上2寸，在桡侧腕屈肌腱同掌长肌腱之间。

艾灸时间
10～15
分钟

🔥 艾灸方法

用艾条温和灸法灸治内关穴。对侧以同样的方法操作。

腹胀

临床症状： 腹胀是一种常见的消化系统症状，引起腹胀的原因主要见于胃肠道胀气、各种原因所致的腹水、腹腔肿瘤等。正常人胃肠道内可有少量气体，约150毫升，当咽入胃内空气过多或因消化吸收功能不良时，胃肠道内产气过多，而肠道内的气体又不能从肛门排出体外时，则可导致腹胀。

基础治疗： 中脘、足三里。

随症加穴： 腹部胀痛，加灸建里；侧腹胀痛，加灸太冲；便秘，加灸支沟。

---

① 中脘 「健脾化湿、促进消化」

定位： 位于上腹部，前正中线上，当脐中上4寸。

艾灸时间
20～30
分钟

🔥 艾灸方法

点燃艾灸盒放于中脘穴上灸治，至皮肤潮红发热为宜。

② 足三里 「调理脾胃、补中益气」

定位： 位于小腿前外侧，当犊鼻下3寸，距胫骨前缘一横指（中指）。

艾灸时间
10～15
分钟

🔥 艾灸方法

用艾条温和灸法灸治足三里穴。对侧以同样的方法操作。

腹泻

临床症状：腹泻是大肠疾病最常见的一种症状，是指排便次数明显超过日常习惯的排便次数，粪质稀薄，水分增多，每日排便总量超过200克。腹泻常伴有排便急迫感、肛门不适、失禁等症状。腹泻主要分为急性与慢性，急性腹泻发病时期为一至两个星期，但慢性腹泻发病时则在2个月以上，多由肛肠疾病所引起。

基础治疗：中脘、天枢、神阙、气海、关元。

随症加穴：大便清稀或如水样，加灸阴陵泉；泻下急迫，加灸合谷。

①中脘 「健脾化湿、促进消化」

定位：位于上腹部，前正中线上，当脐中上4寸。

艾灸时间
5分钟

🔥 艾灸方法

点燃艾灸盒放于中脘穴上灸治，至皮肤潮红发热为宜。

②天枢 「调理胃肠、消炎止泻」

定位：位于腹中部，平脐中，距脐中2寸。

艾灸时间
10分钟

🔥 艾灸方法

点燃艾灸盒放于天枢穴上灸治，至皮肤潮红发热为宜。

③神阙 「健运脾胃、温阳固脱」

定位： 位于腹中部，脐中央。

🔥 **艾灸方法**

点燃艾灸盒放于神阙穴上灸治，至皮肤潮红发热为宜。

艾灸时间
5分钟

④气海 「补益回阳、延年益寿」

定位： 位于下腹部，前正中线上，当脐中下1.5寸处。

艾灸时间
5分钟

🔥 **艾灸方法**

点燃艾灸盒放于气海穴上灸治，至皮肤潮红发热为宜。

⑤关元 「培元固本、降浊升清」

定位： 位于下腹部，前正中线上，当脐中下3寸。

艾灸时间
5分钟

🔥 **艾灸方法**

点燃艾灸盒放于关元穴上灸治，至皮肤潮红发热为宜。

便秘

临床症状：便秘是临床常见的复杂症状，而不是一种疾病，主要是指排便次数减少、粪便量减少、粪便干结、排便费力等。引起功能性便秘的原因有：饮食不当，如饮水过少或进食含纤维素的食物过少；生活压力过大，精神紧张；滥用泻药，对药物产生依赖形成便秘；结肠运动功能紊乱；年老体虚，排便无力等。

基础治疗：天枢、足三里。

随症加穴：大便干结，加灸曲池；腹部冷痛，加灸关元；排便不畅，加灸脾俞。

① 天枢 「调理胃肠、消炎止泻」

定位：位于腹中部，距脐中2寸。

艾灸时间
10～15
分钟

🔥 艾灸方法

点燃两个艾灸盒放于天枢穴上灸治，至皮肤潮红发热为宜。

② 足三里 「调理脾胃、补中益气」

定位：位于小腿前外侧，当犊鼻下3寸，距胫骨前缘一横指（中指）。

艾灸时间
10～15
分钟

🔥 艾灸方法

用艾条温和灸法灸治足三里穴。对侧以同样的方法操作。

痢疾

临床症状： 痢疾又称为肠辟、滞下，为急性肠道传染病之一，临床表现为腹痛、腹泻、里急后重、排脓血便，伴全身中毒等症状。一般起病急，以高热、腹泻、腹痛为主要症状，若发生惊厥、呕吐，多为疫毒痢。中医认为，此病由湿热之邪，内伤脾胃，致脾失健运，胃失消导，更挟积滞，酝酿肠道而成。

基础治疗： 神阙、滑肉门。

随症加穴： 高热，加灸大椎；腹泻，加灸足三里；呕吐，加灸内关。

---

①神阙 「健运脾胃、温阳固脱」

定位： 位于腹中部，脐中央。

艾灸时间
20～30
分钟

🔥 艾灸方法

点燃艾灸盒放于神阙穴上灸治，至皮肤潮红发热为宜。

②滑肉门 「健脾化湿、清心开窍」

定位： 位于上腹部，当脐中上1寸，距前正中线2寸。

艾灸时间
10～15
分钟

🔥 艾灸方法

点燃艾灸盒放于滑肉门穴上灸治，至皮肤潮红发热为宜。

痔疮

临床症状： 痔疮又称痔核，是肛门科最常见的疾病。临床上分为三种类型：位于齿线以上的为内痔，在肛门齿线外的为外痔，两者混合存在的称混合痔。外痔主要表现为感染发炎或形成血栓外痔时，则局部肿痛。内痔主要表现为便后带血，重者有不同程度贫血。中医认为本病多由大肠素积湿热，或过食辛辣之物所致。

基础治疗： 百会、陶道、腰阳关、长强、足三里。

随症加穴： 肛内有肿物脱出，加灸白环俞；肛门肿痛，加灸孔最；便后出血，加灸膈俞。

---

①百会 「安神定志、益寿延年」

定位： 位于头部，当前发际正中直上5寸，或两耳尖连线的中点处。

艾灸时间 10~15 分钟

🔥 艾灸方法

用艾条温和灸法灸治百会穴，至皮肤发热为宜。

②陶道 「补益肺气、镇静止痛」

定位： 位于背部，当后正中线上，第一胸椎棘突下凹陷中。

艾灸时间 10~15 分钟

🔥 艾灸方法

点燃艾灸盒放于陶道穴上灸治，至皮肤潮红发热为宜。

③腰阳关 「除湿降浊、强健腰肌」

定位: 位于腰部,当后正中线上,第四腰椎棘突下凹陷中。

艾灸时间
10～15
分钟

🔥 **艾灸方法**

点燃艾灸盒放于腰阳关穴上灸治,至局部皮肤潮红发热为宜。

④长强 「清热通便、活血化瘀」

定位: 位于尾骨下,当尾骨端与肛门连线的中点处。

艾灸时间
10～15
分钟

🔥 **艾灸方法**

用艾条回旋灸法来回灸治长强穴,至皮肤潮红发热为宜。

⑤足三里 「调理脾胃、补中益气」

定位: 位于小腿前外侧,当犊鼻下3寸,距胫骨前缘一横指(中指)。

艾灸时间
10～15
分钟

🔥 **艾灸方法**

用艾条温和灸治足三里穴。对侧以同样的方法操作。

胆结石

临床症状：胆结石是指发生在胆囊内的结石所引起的疾病，是一种常见病，随年龄增长，发病率也逐渐升高，且女性明显多于男性。随着生活水平的提高，饮食习惯的改变，卫生条件的改善，我国的胆石症已由以胆管的胆色素结石为主逐渐转变为以胆囊胆固醇结石为主。其临床症状有胆绞痛、上腹隐痛、胆囊积液，可伴有恶心、呕吐。

基础治疗：阳陵泉、足三里。

随症加穴：腹痛，加灸胆囊穴；恶心呕吐，加灸内关；烦躁易怒，加灸太冲。

---

①阳陵泉「疏肝解郁、强健腰膝」

定位：位于小腿外侧，当腓骨头前下方凹陷处。

艾灸时间 10～15 分钟

🔥 艾灸方法

用艾条温和灸法灸治阳陵泉穴。对侧以同样的方法操作。

②足三里「调理脾胃、补中益气」

定位：位于小腿前外侧，当犊鼻下3寸，距胫骨前缘一横指（中指）。

艾灸时间 10～15 分钟

🔥 艾灸方法

用艾条温和灸法灸治足三里穴。对侧以同样的方法操作。

慢性胃炎

临床症状： 慢性胃炎是一种常见病，是指不同病因引起的各种慢性胃黏膜炎性病变，其发病率在各种胃病中居首位。中医认为，脾胃虚弱和饮食不节是导致慢性胃炎的主要原因，大多数病人常无症状或有程度不同的消化不良症状如上腹隐痛、食欲减退、餐后饱胀、反酸等。

基础治疗： 中脘、梁门。

随症加穴： 胃痛，加灸胃俞；食欲不振，加灸足三里；恶心呕吐，加灸内关。

---

①中脘　「健脾化湿、促消化」

定位： 位于上腹部，前正中线上，当脐中上4寸。

艾灸时间
10～15
分钟

🔥 艾灸方法

点燃艾灸盒放于中脘穴上灸治，至皮肤潮红发热为宜。

②梁门　「调肠胃、消积滞」

定位： 位于上腹部，当脐中上4寸，距前正中线2寸。

艾灸时间
10～15
分钟

🔥 艾灸方法

点燃艾灸盒放于梁门穴上灸治，至皮肤潮红发热为宜。

胃下垂

临床症状：胃下垂是指站立时胃大弯抵达盆腔，胃小弯弧线最低点降到髂嵴联线以下。主要因素是膈肌悬力不足，支撑内脏器官韧带松弛，或腹内压降低，腹肌松弛。轻度下垂者一般无症状，下垂明显者则会上腹不适，饭后明显饱胀，伴恶心、嗳气、厌食、便秘等症。从中医角度讲，属于中气久虚，无力托顾而下陷。

基础治疗：梁门、关元。

随症加穴：腹痛，加灸中脘；恶心嗳气，加灸足三里；食欲不振，加灸脾俞。

---

① 梁门 「调肠胃、消积滞」

定位：位于上腹部，当脐中上4寸，距前正中线2寸。

艾灸时间
10～15
分钟

🔥 艾灸方法

点燃艾灸盒放于梁门穴上灸治，至皮肤潮红发热为宜。

② 关元 「培元固本、降浊升清」

定位：位于下腹部，前正中线上，当脐中下3寸。

艾灸时间
10～15
分钟

🔥 艾灸方法

点燃艾灸盒放于关元穴上灸治，至皮肤潮红发热为宜。

第6章 提升阳气，灸除男性病

男性泌尿系统包括肾脏、输尿管、膀胱、尿道；男性生殖系统包括内生殖器和外生殖器。内生殖器有生殖腺、输精管道、附属腺，外生殖器有阴囊和阴茎。泌尿系统和生殖系统是有紧密联系的，一个器官有病变则可能对整个系统都会有影响。泌尿生殖系统发生病变，则会出现尿急、尿痛、尿频、排尿困难、血尿、水肿、食欲不振等，有的还会影响生育，导致不育。

慢性肾炎·前列腺炎·膀胱炎·早泄·阳痿·遗精
性冷淡·不育症·尿道炎

慢性肾炎

临床症状：慢性肾炎是一种以慢性肾小球病变为主的肾小球疾病，也是一种常见的慢性肾脏疾病。此病潜伏时间长，病情发展缓慢，它可发生于任何年龄，但以青、中年男性为主，病程长达1年以上。慢性肾炎的症状各异，大部分患者有明显血尿、水肿、高血压症状，并有全身乏力、纳差、腹胀、贫血等病症。

基础治疗：中脘、神阙、丰隆、阴陵泉、涌泉。

随症加穴：腰骶酸痛，加灸次髎；全身乏力，加灸关元；食欲不振，加灸足三里。

---

①中脘 「健脾化湿、促进消化」

定位： 位于上腹部，前正中线上，当脐中上4寸。

艾灸时间
10～15
分钟

🔥 **艾灸方法**

点燃艾灸盒放于中脘穴上灸治，至皮肤潮红发热为宜。

②神阙 「健运脾胃、温阳固脱」

定位： 位于腹中部，脐中央。

艾灸时间
5分钟

🔥 **艾灸方法**

点燃艾灸盒放于神阙穴上灸治，至皮肤潮红发热为宜。

③丰隆 「健脾祛湿」

定位： 位于小腿前外侧，当外踝尖上8寸，条口外，距胫骨前缘二横指（中指）。

艾灸时间
10～15
分钟

🔥 **艾灸方法**

用艾条回旋灸法来回灸治丰隆穴。对侧以同样的方法操作。

④阴陵泉「健脾渗湿、益肾固精」

定位： 位于小腿内侧，当胫骨内侧髁后下方凹陷处。

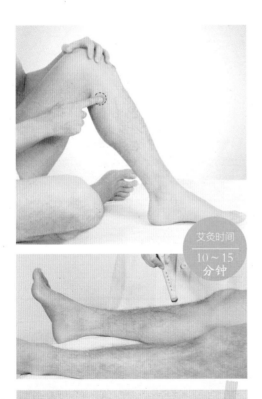

艾灸时间
10～15
分钟

🔥 **艾灸方法**

用艾条温和灸法灸治阴陵泉穴。对侧以同样的方法操作。

⑤涌泉 「平肝熄风、滋阴益肾」

定位： 位于足底部，蜷足时足前部凹陷处，约当足底二、三趾趾缝纹头端与足跟连线的前1/3与后2/3交点上。

艾灸时间
10～15
分钟

🔥 **艾灸方法**

用艾条温和灸法灸治涌泉穴。对侧以同样的方法操作。

前列腺炎

临床症状： 前列腺炎是现在社会上成年男性常见病之一，是由多种复杂原因和诱因引起的前列腺的炎症。前列腺炎的临床表现具有多样化，以尿道刺激症状和慢性盆腔疼痛为其主要表现。其中尿道症状为尿急、尿频、排尿时有烧灼感、排尿疼痛，可伴有排尿终末血尿或尿道脓性分泌物等。

基础治疗： 命门、肾俞、气海、关元、中极。

随症加穴： 排尿频繁，加灸膀胱俞；下腹痛，加灸足三里；有血尿，加灸血海。

---

①命门 「温和肾阳、健腰益肾」

定位： 位于腰部，当后正中线上，第二腰椎棘突下凹陷中。

艾灸时间
10～15
分钟

🔥 艾灸方法

点燃艾灸盒放于命门穴上灸治，至局部温热舒适而不灼烫为宜。

②肾俞 「调节生殖功能」

定位： 位于腰部，当第二腰椎棘突下，旁开1.5寸。

艾灸时间
10～15
分钟

🔥 艾灸方法

点燃艾灸盒放于肾俞穴上灸治，至皮肤潮红发热为宜。

③气海 「补益回阳、延年益寿」

定位： 位于下腹部，前正中线上，当脐中下1.5寸。

艾灸时间
10～15
分钟

🔥 **艾灸方法**

点燃艾灸盒放于气海穴上灸治，至局部温热舒适而不灼烫为宜。

④关元 「培元固本、降浊升清」

定位： 位于下腹部，前正中线上，当脐中下3寸。

艾灸时间
10～15
分钟

🔥 **艾灸方法**

点燃艾灸盒放于关元穴上灸治，至局部温热舒适而不灼烫为宜。

⑤中极 「健脾益气、益肾固精」

定位： 位于下腹部，前正中线上，当脐中下4寸。

艾灸时间
10～15
分钟

🔥 **艾灸方法**

点燃艾灸盒放于中极穴上灸治，至局部温热舒适而不灼烫为宜。

膀胱炎

临床症状： 膀胱炎是泌尿系统最常见的疾病，多见于女性。膀胱炎大多是由于细菌感染所引起，过于劳累、受凉、长时间憋尿、性生活不洁也容易发病。初起表现症状轻微，仅有膀胱刺激症状，如尿频、尿急、尿痛、脓尿、血尿等，经治疗，病情会很快痊愈。膀胱炎分为急性与慢性两种，两者可互相转化。

基础治疗： 中极、关元、大肠俞、膀胱俞、次髎。

随症加穴： 小腹胀痛，加灸神阙；排尿刺痛，加灸天枢。

---

①中极 「健脾益气、益肾固精」

定位： 位于下腹部，前正中线上，当脐中下4寸。

艾灸时间
10～15
分钟

🔥 艾灸方法

点燃艾灸盒放于中极穴上灸治，至局部温热舒适而不灼烫为宜。

②关元 「培元固本、降浊升清」

定位： 位于下腹部，前正中线上，当脐中下3寸。

艾灸时间
10～15
分钟

🔥 艾灸方法

点燃艾灸盒放于关元穴上灸治，至局部温热舒适而不灼烫为宜。

③大肠俞 [理气降逆、调和肠胃]

定位： 位于腰部，当第四腰椎棘突下，旁开1.5寸。

🔥 艾 灸 方 法

点燃艾灸盒放于大肠俞穴上灸治，至局部温热舒适而不灼烫为宜。

艾灸时间
10～15
分钟

④膀胱俞 [清热、利湿]

定位： 位于骶部，当骶正中嵴旁1.5寸，平第二骶后孔。

艾灸时间
10～15
分钟

🔥 艾 灸 方 法

点燃艾灸盒放于膀胱俞穴上灸治，至局部温热舒适而不灼烫为宜。

⑤次髎 [调经活血、理气止痛]

定位： 位于骶部，当髂后上棘内下方，适对第二骶后孔处。

艾灸时间
10～15
分钟

🔥 艾 灸 方 法

点燃艾灸盒放于次髎穴上灸治，至局部温热舒适而不灼烫为宜。

早泄

临床症状： 早泄是指性交时间极短，或阴茎插入阴道就射精，随后阴茎即疲软，不能正常进行性交的一种病症，是一种最常见的男性性功能障碍。中医认为多由于房劳过度或频犯手淫，导致肾精亏耗，肾阴不足，相火偏亢，或体虚羸弱，虚损遗精日久，肾气不固，导致肾阴阳俱虚所致。

基础治疗： 肾俞、腰阳关、神阙、关元、中极。

随症加穴： 腰膝酸软，加灸命门；肢体倦怠，加灸心俞；五心烦热，加灸太溪。

---

① 肾俞 「调节生殖功能」

定位： 位于腰部，当第二腰椎棘突下，旁开1.5寸。

艾灸时间
10～15
分钟

🔥 艾灸方法

点燃艾灸盒放于肾俞穴上灸治，至局部温热舒适而不灼烫为宜。

② 腰阳关 「除湿降浊、强健腰肌」

定位： 位于腰部，当后正中线上，第四腰椎棘突下凹陷中。

艾灸时间
10～15
分钟

🔥 艾灸方法

点燃艾灸盒放于腰阳关穴上灸治，至局部温热舒适而不灼烫为宜。

③神阙 「健运脾胃、温阳固脱」

定位： 位于腹中部，脐中央。

艾灸时间
10~15
分钟

🔥 **艾灸方法**

点燃艾灸盒放于神阙穴上灸治，至皮肤潮红发热为宜。

④关元 「培元固本、降浊升清」

定位： 位于下腹部，前正中线上，当脐中下3寸。

艾灸时间
10~15
分钟

🔥 **艾灸方法**

点燃艾灸盒放于关元穴上灸治，至局部温热舒适而不灼烫为宜。

⑤中极 「健脾益气、益肾固精」

定位： 位于下腹部，前正中线上，当脐中下4寸。

艾灸时间
10~15
分钟

🔥 **艾灸方法**

点燃艾灸盒放于中极穴上灸治，至皮肤潮红发热为宜。

阳痿

临床症状： 阳痿即勃起功能障碍，是指在企图性交时，阴茎勃起硬度不足于插入阴道，或阴茎勃起硬度维持时间不足于完成满意的性生活。男性勃起是一个复杂的过程，与大脑、激素、情感、神经、肌肉和血管等都有关联。前面一个或多个原因都有可能导致男性勃起功能障碍。

基础治疗： 关元、中极、命门、肾俞、腰阳关。

随症加穴： 食欲不振，加灸脾俞；精神抑郁，加灸神门。

---

①关元 「培元固本、降浊升清」

定位： 位于下腹部，前正中线上，当脐中下3寸。

艾灸时间
10～15
分钟

🔥 **艾灸方法**

点燃艾灸盒放于关元穴上灸治，至局部温热舒适而不灼烫为宜。

②中极 「健脾益气、益肾固精」

定位： 位于下腹部，前正中线上，当脐中下4寸。

艾灸时间
10～15
分钟

🔥 **艾灸方法**

点燃艾灸盒放于中极穴上灸治，至皮肤潮红发热为宜。

③命门 「温和肾阳、健腰益肾」

定位： 位于腰部，当后正中线上，第二腰椎棘突下凹陷中。

艾灸时间
10～15
分钟

> 🔥 **艾 灸 方 法**
>
> 点燃艾灸盒放于命门穴上灸治，至局部温热舒适而不灼烫为宜。

④肾俞 「调节生殖功能」

定位： 位于腰部，当第二腰椎棘突下，旁开1.5寸。

艾灸时间
10～15
分钟

> 🔥 **艾 灸 方 法**
>
> 点燃艾灸盒放于肾俞穴上灸治，至局部温热舒适而不灼烫为宜。

⑤腰阳关 「除湿降浊、强健腰肌」

定位： 位于腰部，当后正中线上，第四腰椎棘突下凹陷中。

艾灸时间
10～15
分钟

> 🔥 **艾 灸 方 法**
>
> 点燃艾灸盒放于腰阳关穴上灸治，至局部温热舒适而不灼烫为宜。

遗精

临床症状： 遗精是指无性交而精液自行外泄的一种男性疾病。睡眠时精液外泄者为梦遗；清醒时精液外泄者为滑精，无论是梦遗还是滑精都统称为遗精。一般成人男性遗精一周不超过1次属正常的生理现象；如果一周数次或一日数次，并伴有精神萎靡、腰酸腿软、心慌气喘，则属于病理性遗精。

基础治疗： 肾俞、腰眼、气海、关元、足三里。

随症加穴： 遗精频作，加灸志室；心悸怔仲，加灸心俞；梦中遗精，加灸太溪。

---

①肾俞 「调节生殖功能」

定位： 位于腰部，当第二腰椎棘突下，旁开1.5寸。

艾灸时间
10~15
分钟

🔥 艾灸方法

点燃艾灸盒放于肾俞穴上灸治，至皮肤潮红发热为宜。

②腰眼 「强腰健肾、畅达气血」

定位： 位于腰部，当第四腰椎棘突下，旁开约3.5寸凹陷中。

艾灸时间
10~15
分钟

🔥 艾灸方法

点燃艾灸盒放于腰眼穴上灸治，至皮肤潮红发热为宜。

③气海 「补益回阳、益肾固精」

定位: 位于下腹部，前正中线上，当脐中下1.5寸。

🔥 **艾灸方法**

点燃艾灸盒放于气海穴上灸治，至皮肤潮红发热为宜。

艾灸时间 10～15 分钟

---

④关元 「培元固本、降浊升清」

定位: 位于下腹部，前正中线上，当脐中下3寸。

艾灸时间 10～15 分钟

🔥 **艾灸方法**

点燃艾灸盒放于关元穴上灸治，至皮肤潮红发热为宜。

---

⑤足三里 「调理脾胃、补中益气」

定位: 位于小腿前外侧，当犊鼻下3寸，距胫骨前缘一横指（中指）。

艾灸时间 10～15 分钟

🔥 **艾灸方法**

用艾条雀啄灸法灸治足三里穴。对侧以同样的方法操作。

性冷淡

临床症状： 性冷淡是指由于疾病、精神、年龄等因素导致的性欲缺乏，即对性生活缺乏兴趣。性冷淡主要生理症状主要体现在：性爱抚无反应或快感反应不足；无性爱快感或快感不足，迟钝，缺乏性高潮；性器官发育不良或性器官萎缩，老化，细胞缺水，活性不足等。心理症状主要是对性爱恐惧，厌恶及心理抵触等。

基础治疗： 膻中、乳根、气海、命门、次髎。

随症加穴： 五心烦热，加灸太溪；头晕头痛，加灸印堂；失眠健忘，加灸四神聪。

---

①膻中 「活血通络、清肺止喘」

定位： 位于胸部正中线上，当两乳头中间，平第四肋间隙。

艾灸时间
10~15
分钟

🔥 艾灸方法

用艾条回旋灸法灸治膻中穴，至皮肤潮红发热为宜。

②乳根 「燥化脾湿」

定位： 位于胸部，当乳头直下，乳房根部，第五肋间隙，距前正中线4寸。

艾灸时间
10~15
分钟

🔥 艾灸方法

用艾条回旋灸法灸治乳根穴，至皮肤潮红发热为宜。

③气海 「补益回阳、调经固经」

定位： 位于下腹部，前正中线上，当脐中下1.5寸。

🔥 **艾灸方法**

点燃艾灸盒放于气海穴上灸治，至皮肤潮红发热为宜。

艾灸时间
10～15
分钟

④命门 「温和肾阳、健腰益肾」

定位： 位于腰部，当后正中线上，第二腰椎棘突下凹陷中。

艾灸时间
10～15
分钟

🔥 **艾灸方法**

点燃艾灸盒放于命门穴上灸治，至皮肤潮红发热为宜。

⑤次髎 「调经活血、理气止痛」

定位： 位于骶部，当髂后上棘内下方，适对第二骶后孔处。

艾灸时间
10～15
分钟

🔥 **艾灸方法**

点燃艾灸盒放于次髎穴上灸治，至皮肤潮红发热为宜。

不育症

临床症状： 生育的基本条件是要具有正常的性功能和能与卵子结合的正常精子。不育症指正常育龄夫妇婚后有正常性生活，长期不避孕，却未生育。在已婚夫妇中发生不育者有15%，其中单纯女性因素为50%，单纯男性为30%左右。男性多由于男性内分泌疾病、生殖道感染、男性性功能障碍等引起。

基础治疗： 气海、关元、足三里、三阴交、复溜。

随症加穴： 精液量少，加灸太溪；面色萎黄，加灸脾俞。

①气海 「补益回阳、益肾固精」

定位： 位于下腹部，前正中线上，当脐中下1.5寸。

艾灸时间
10～15
分钟

🔥 艾灸方法

点燃艾灸盒放于气海穴上灸治，至皮肤潮红发热为宜。

②关元 「培元固本、降浊升清」

定位： 位于下腹部，前正中线上，当脐中下3寸。

艾灸时间
10～15
分钟

🔥 艾灸方法

点燃艾灸盒放于关元穴上灸治，至皮肤潮红发热为宜。

③足三里 「调理脾胃、补中益气」

定位： 位于小腿前外侧，当犊鼻下3寸，距胫骨前缘一横指（中指）。

🔥 艾 灸 方 法

用艾条温和灸法灸治足三里穴。对侧以同样的方法操作。

艾灸时间
10～15
分钟

④三阴交 「健脾利湿、兼调肝肾」

定位： 位于小腿内侧，当足内踝尖上3寸，胫骨内侧缘后方。

艾灸时间
10～15
分钟

🔥 艾 灸 方 法

用艾条温和灸法灸治三阴交穴。对侧以同样的方法操作。

⑤复溜 「补肾益阴、温阳利水」

定位： 位于小腿内侧，太溪直上2寸，跟腱的前方。

艾灸时间
10～15
分钟

🔥 艾 灸 方 法

用艾条回旋灸法灸治复溜穴。对侧以同样的方法操作。

尿道炎

临床症状： 尿道炎是由于尿道损伤、尿道内异物、尿道梗阻、邻近器官出现炎症或性生活不洁等原因引起的尿道细菌感染。因女性尿道短、直，所以多见于女性患者。患有尿道炎的人常会有尿频、尿急、排尿时有烧灼感以至排尿困难症状，而且有的还有较多尿道分泌物，开始为黏液性，逐渐变为脓性。

基础治疗： 神阙、膀胱俞。

随症加穴： 排尿困难，加灸中极；排尿刺痛，加灸天枢。

---

①神阙 「通经行气」

定位： 位于腹中部，脐中央。

艾灸时间
10～15
分钟

🔥 艾灸方法

点燃艾灸盒放于神阙穴上灸治，至局部温热舒适而不灼烫为宜。

②膀胱俞 「清热、利尿、通便」

定位： 位于骶部，当骶正中嵴旁1.5寸，平第二骶后孔。

艾灸时间
10～15
分钟

🔥 艾灸方法

点燃艾灸盒放于膀胱俞穴上灸治，至局部温热舒适而不灼烫为宜。

第 7 章

灸走循环系统疾病，祛除身体病痛

内分泌系统是分泌各种激素和神经系统一起调节人体的代谢和生理功能。当环境、营养、心情和精神等因素改变时，就会影响到激素的平衡，平衡被打破就造成了内分泌失调，这样也会引起不同的临床表现。对于女性出现内分泌紊乱，就会表现为肌肤恶化、脾气急躁、各种妇科疾病、肥胖等；对于男性则会影响到其生殖系统，造成男性不育，还会降低其免疫力，导致男性精神萎靡，影响工作等。

高脂血症·糖尿病·痛风·肥胖症·水肿·休克

高脂血症

临床症状： 血脂主要是指血清中的胆固醇和三酰甘油。无论是胆固醇含量增高，还是三酰甘油的含量增高，或是两者皆增高，统称为高脂血症。高血脂可直接引起一些严重危害人体健康的疾病，如脑卒中、冠心病、心肌梗死、心脏猝死等危险病症，也是导致高血压、糖耐量异常、糖尿病的一个重要危险因素。

基础治疗： 关元、足三里、脾俞、丰隆、期门。

随症加穴： 头晕头痛，加灸太阳；胸闷胸痛，加灸肝俞。

① 关元 「培元固本、降浊升清」

定位： 位于下腹部，前正中线上，当脐中下3寸。

艾灸时间
10～15
分钟

🔥 艾灸方法

点燃艾灸盒放于关元穴上灸治，至局部皮肤温热舒适而不灼烫为度。

② 足三里 「调理脾胃、补中益气」

定位： 位于小腿前外侧，当犊鼻下3寸，距胫骨前缘一横指（中指）。

艾灸时间
10～15
分钟

🔥 艾灸方法

用艾条温和灸法灸治足三里穴。对侧以同样的方法操作。

③脾俞 「清热利湿、健脾养肝」

定位： 位于背部，当第十一胸椎棘突下，旁开1.5寸。

艾灸时间
5分钟

🔥 艾灸方法

点燃艾灸盒放于脾俞穴上灸治，以局部有温热感为宜。

④丰隆 「健脾化痰、和胃降逆」

定位： 位于小腿前外侧，当外踝尖上8寸，条口外，距胫骨前缘二横指（中指）。

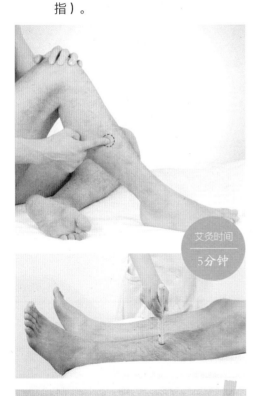

艾灸时间
5分钟

🔥 艾灸方法

用艾条温和灸法灸治丰隆穴，以局部温热舒适为宜。

⑤期门 「疏肝、和胃、利胁」

定位： 位于胸部，当乳头直下，第六肋间隙，前正中线旁开4寸。

艾灸时间
5分钟

🔥 艾灸方法

用艾条温和灸法灸治期门穴，以出现明显的循经感传现象为佳。

糖尿病

临床症状： 糖尿病是由于血中胰岛素相对不足，导致血糖过高，出现糖尿，进而引起脂肪和蛋白质代谢紊乱的常见的内分泌代谢性疾病。临床上可出现多尿、烦渴、多饮、多食、消瘦等表现，持续高血糖与长期代谢紊乱等症状可导致眼、肾、心血管系统及神经系统的损害及其功能障碍或衰竭。

基础治疗： 大椎、肺俞、脾俞、神阙、关元。

随症加穴： 烦渴多饮，加灸风府；大便秘结，加灸建里；尿多浑浊，加灸太溪。

---

①大椎 「促进胰岛素分泌」

定位： 位于后正中线上，第七颈椎棘突下凹陷中。

艾灸时间
10~15
分钟

🔥 艾灸方法

点燃艾灸盒放于大椎穴上灸治，至局部皮肤温热舒适而不灼烫为度。

②肺俞 「调补肺气、补虚清热」

定位： 位于背部，当第三胸椎棘突下，旁开1.5寸。

艾灸时间
10~15
分钟

🔥 艾灸方法

点燃艾灸盒放于肺俞穴上灸治，至局部皮肤温热舒适而不灼烫为度。

③脾俞 「健脾和胃、利湿升清」

定位： 位于背部，当第十一胸椎棘突下，旁开1.5寸。

🔥 **艾灸方法**

点燃艾灸盒放于脾俞穴上灸治，至局部皮肤温热舒适而不灼烫为度。

艾灸时间
10~15
分钟

④神阙 「健运脾胃、温阳固脱」

定位： 位于腹中部，脐中央。

艾灸时间
10~15
分钟

🔥 **艾灸方法**

点燃艾灸盒放于神阙穴上灸治，至局部皮肤温热舒适而不灼烫为度。

⑤关元 「培元固本、降浊升清」

定位： 位于下腹部，前正中线上，当脐中下3寸。

艾灸时间
10~15
分钟

🔥 **艾灸方法**

点燃艾灸盒放于关元穴上灸治，至局部皮肤温热舒适而不灼烫为度。

痛风

临床症状：痛风又称"高尿酸血症"，是由于人体体内嘌呤的物质新陈代谢发生紊乱，导致尿酸产生过多或排出减少所引起的疾病，属于关节炎的一种。尿酸过高，尿酸盐结晶沉积在关节、软骨和肾脏中病变常侵犯关节、肾脏等组织引起反复发作性炎性疾病，如急性关节炎、痛风石、尿路结石、肾绞痛等病症。

基础治疗：大椎、腰阳关、神阙、中脘、商丘。

随症加穴：关节红肿，加灸太冲；心烦失眠，加灸三阴交；头晕头痛，加灸太阳。

---

①大椎 「祛风散寒、清脑宁神」

定位：位于后正中线上，第七颈椎棘突下凹陷中。

艾灸时间
10～15
分钟

🔥 艾灸方法

点燃艾灸盒放于大椎穴上灸治，至局部皮肤温热舒适而不灼烫为度。

②腰阳关「除湿降浊、强健腰肌」

定位：位于腰部，当后正中线上，第四腰椎棘突下凹陷中。

艾灸时间
10～15
分钟

🔥 艾灸方法

点燃艾灸盒放于腰阳关穴上灸治，至局部皮肤潮红发热为度。

③神阙 「健运脾胃、温阳固脱」

定位： 位于腹中部，脐中央。

🔥 **艾灸方法**

点燃艾灸盒放于神阙穴上灸治，至局部皮肤温热舒适而不灼烫为度。

艾灸时间
10～15
分钟

④中脘 「健脾化湿、促进消化」

定位： 位于上腹部，前正中线上，当脐中上4寸。

艾灸时间
10～15
分钟

🔥 **艾灸方法**

点燃艾灸盒放于中脘穴上灸治，至局部皮肤温热舒适而不灼烫为度。

⑤商丘 「健脾化湿、肃降肺气」

定位： 位于足内踝前下方凹陷中，当舟骨结节与内踝尖连线的中点处。

艾灸时间
10～15
分钟

🔥 **艾灸方法**

用艾条温和灸法灸治商丘穴，使局部皮肤潮红发热为度。

肥胖症

临床症状： 肥胖是指一定程度的明显超重与脂肪层过厚，是体内脂肪尤其是三酰甘油积聚过多而导致的一种状态。肥胖严重者容易引起血压高、心血管病、肝脏病变、肿瘤、睡眠呼吸暂停等一系列的问题。本病是由于食物摄入过多或机体代谢改变而导致体内脂肪积聚过多，造成体重过度增长。

基础治疗： 神阙、足三里、丰隆、三阴交、涌泉。

随症加穴： 心悸，加灸内关；倦怠乏力，加灸气海；四肢不温，加灸关元。

---

① 神阙 「健运脾胃、温阳固脱」

定位： 位于腹中部，脐中央。

艾灸时间
10～15
分钟

🔥 **艾灸方法**

点燃艾灸盒放于神阙穴上灸治，至局部皮肤温热舒适而不灼烫为度。

② 足三里 「调理脾胃、补中益气」

定位： 位于小腿前外侧，当犊鼻下3寸，距胫骨前缘一横指（中指）。

艾灸时间
10～15
分钟

🔥 **艾灸方法**

用艾条回旋灸法来回灸治足三里穴。对侧以同样的方法操作。

③丰隆 「健脾祛湿」

定位： 位于小腿前外侧，当外踝尖上8寸，条口外，距胫骨前缘二横指（中指）。

🔥 艾灸方法

用艾条温和灸法灸治丰隆穴。对侧以同样的方法操作。

艾灸时间
10～15
分钟

④三阴交 「健脾利湿、兼调肝肾」

定位： 位于小腿内侧，当足内踝尖上3寸，胫骨内侧缘后方。

艾灸时间
10～15
分钟

🔥 艾灸方法

用艾条温和灸法灸治三阴交穴。对侧以同样的方法操作。

⑤涌泉 「平肝熄风、滋阴益肾」

定位： 位于足底部，蜷足时足前部凹陷处，约当足底二、三趾趾缝纹头端与足跟连线的前1/3与后2/3交点上。

艾灸时间
10～15
分钟

🔥 艾灸方法

用艾条温和灸法灸治涌泉穴。对侧以同样的方法操作。

水肿

临床症状：水肿是指血管外的组织间隙中有过多的体液积聚，为临床常见症状之一。水肿是全身出现气化功能障碍的一种表现，与肺、脾、肾、三焦各脏腑密切相关。依据症状表现不同而分为阳水、阴水二类，常见于肾炎、肺心病、肝硬化、营养障碍及内分泌失调等疾病。

基础治疗：水分、脾俞、肾俞、三阴交、太溪。

随症加穴：腹胀，加灸天枢；四肢肿胀，加灸阴陵泉；心悸，加灸内关。

① 水分 「理气止痛」

定位：位于上腹部，前正中线上，当脐中上1寸。

艾灸时间
10～15
分钟

🔥 艾灸方法

用艾炷隔姜灸法灸治水分穴，有灼痛感时，更换艾炷再灸。每次施灸7壮。

② 脾俞 「健脾和胃、利湿升清」

定位：位于背部，当第十一胸椎棘突下，旁开1.5寸。

艾灸时间
10～15
分钟

🔥 艾灸方法

点燃艾灸盒放于脾俞穴上灸治，至局部皮肤温热舒适而不灼烫为度。

③肾俞 「调肾气」

定位： 位于腰部，当第二腰椎棘突下，旁
开1.5寸。

🔥 艾灸方法

点燃艾灸盒放于肾俞穴上灸治，至局
部皮肤温热舒适而不灼烫为度。

④三阴交 「健脾利湿、兼调肝肾」

定位： 位于小腿内侧，当足内踝尖上3寸，
胫骨内侧缘后方。

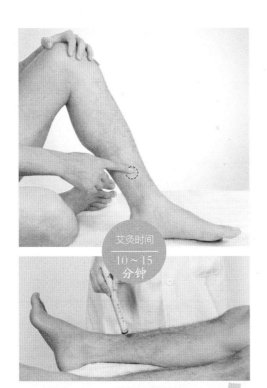

🔥 艾灸方法

用艾条回旋灸法来回灸治三阴交穴，
至局部皮肤潮红发热为度。

⑤太溪 「壮阳强腰、滋阴益肾」

定位： 位于足内侧，内踝后方，当内踝尖
与跟腱之间的凹陷处。

🔥 艾灸方法

用艾条回旋灸法来回灸治太溪穴，至
局部皮肤潮红发热为度。

休克

临床症状：休克是指由于机体出现各种严重致病因素引起的急性循环血量不足，导致的以神经与急性循环障碍失调为主的临床综合征。这些致病因素包括人出血、创伤、中毒、烧伤、窒息、感染、过敏、心脏泵功能衰竭等。休克早期症状是在原发症状体征为主的情况下出现轻度兴奋征象。

基础治疗：神阙、足三里。

随症加穴：神昏不醒，加灸人中；四肢不温，加灸关元；四肢抽搐，加灸阳陵泉。

---

① 神阙 「健运脾胃、温阳固脱」

定位： 位于腹中部，脐中央。

② 足三里「扶正培元、补中益气」

定位： 位于小腿前外侧，当犊鼻下3寸，距胫骨前缘一横指（中指）。

艾灸时间
10～15
分钟

艾灸时间
10～15
分钟

🔥 **艾灸方法**

点燃艾灸盒放于神阙穴上灸治，至局部皮肤温热舒适而不灼烫为度。

🔥 **艾灸方法**

用艾条温和灸法灸治足三里穴，至局部皮肤温热舒适而不灼烫为度。

第 **8** 章 关"艾"女性，赶走女性常见病

　　妇产科疾病主要是分布在阴道、子宫、卵巢、乳房、输卵管、盆腔和外阴，是女性的常见病和多发病。此类病多是由于脏腑功能失调、气血失和以及精神因素和各种不良生活习惯等引起。妇科疾病在早期症状可能不明显，一般是做妇科检查才被发现，到后期，则会出现月经不调、痛经、白带增多、分泌物有异味，有的还会有外阴瘙痒、尿频、尿急等症状。女性在孕产期间护理不当，则会出现妊娠呕吐、产后抑郁、少乳、乳腺炎，过早的负重还有可能导致子宫脱垂等病症。

月经不调 · 痛经 · 闭经 · 崩漏 · 带下病 · 子宫脱垂
慢性盆腔炎 · 乳腺增生 · 急性乳腺炎 · 不孕症 · 妊娠呕吐
更年期综合征 · 子宫肌瘤 · 子宫内膜炎 · 乳房肿块 · 阴道炎

月经不调

临床症状：月经是机体由于受垂体前叶及卵巢内分泌激素的调节而呈现的有规律的周期性子宫内膜脱落现象。月经不调是指月经的周期、经色、经量、经质发生了改变。如垂体前叶或卵巢功能异常，就会发生月经不调。中医认为本病多由肾虚而致冲、任功能失调，或肝热不能藏血、脾虚不能生血等而致本病的发生。

基础治疗：关元、足三里、三阴交、血海、复溜。

随症加穴：血虚，加灸脾俞；肾虚，加灸肾俞。

① 关元 「培元固本、降浊升清」

定位：位于下腹部，前正中线上，当脐中下3寸。

艾灸时间 10分钟

艾灸方法

点燃艾灸盒放于关元穴上灸治，至皮肤潮红发热为宜。

② 足三里 「扶正培元、补中益气」

定位：位于小腿前外侧，当犊鼻下3寸，距胫骨前缘一横指（中指）。

艾灸时间 5~10分钟

艾灸方法

用艾条温和灸法灸治足三里穴。对侧以同样的方法操作。

③三阴交「健脾利湿、兼调肝肾」

定位： 位于小腿内侧，当足内踝尖上3寸，胫骨内侧缘后方。

艾灸时间
5～10
分钟

🔥 **艾灸方法**

用艾条温和灸法灸治三阴交穴。对侧以同样的方法操作。

④血海「健脾化湿、调经统血」

定位： 屈膝，位于大腿内侧，髌底内侧端上2寸，当股四头肌内侧头的隆起处。

艾灸时间
10分钟

🔥 **艾灸方法**

用艾条温和灸法灸治血海穴。对侧以同样的方法操作。

⑤复溜「补肾益阴、温阳利水」

定位： 位于小腿内侧，太溪直上2寸，跟腱的前方。

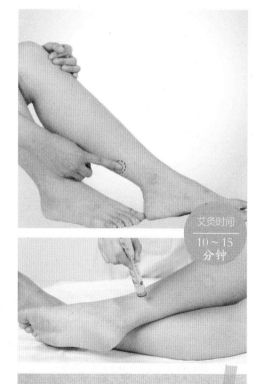

艾灸时间
10～15
分钟

🔥 **艾灸方法**

用艾条温和灸法灸治复溜穴。对侧以同样的方法操作。

痛经

临床症状： 痛经又称"月经痛"，是指妇女在月经前后或经期，出现下腹部或腰骶部剧烈疼痛，严重时伴有恶心、呕吐、腹泻，甚则昏厥。其发病原因常与精神因素、内分泌及生殖器局部病变有关。中医认为本病多因情志郁结，或经期受寒饮冷，以致经血滞于胞宫；或体质素弱，胞脉失养引起疼痛。

基础治疗： 关元、三阴交、八髎、血海、地机。

随症加穴： 小腹胀满，加灸水道；头晕，加灸合谷；少腹痛，加灸天枢。

---

① 关元 「培元固本、降浊升清」

定位： 位于下腹部，前正中线上，当脐中下3寸。

艾灸时间
10分钟

🔥 艾灸方法

点燃艾灸盒放于关元穴上灸治，至皮肤潮红发热为宜。

② 三阴交 「调经止痛、兼调肝肾」

定位： 位于小腿内侧，当足内踝尖上3寸，胫骨内侧缘后方。

艾灸时间
5~10
分钟

🔥 艾灸方法

用艾条温和灸法灸治三阴交穴。对侧以同样的方法操作。

③八髎 「调经活血、理气止痛」

定位： 位于腰骶孔处，分为上髎、次髎、中髎、下髎，左右共八个，分别在第一、二、三、四骶后孔中。

艾灸时间
15分钟

🔥 **艾灸方法**

点燃艾灸盒固定在八髎穴上施灸，以局部皮肤潮红为度。

④血海 「健脾化湿、调经统血」

定位： 屈膝，位于大腿内侧，髌底内侧端上2寸，当股四头肌内侧头的隆起处。

艾灸时间
10分钟

🔥 **艾灸方法**

用艾条温和灸法灸治血海穴。对侧以同样的方法操作。

⑤地机 「健脾渗湿、调理月经」

定位： 位于小腿内侧，当内踝尖与阴陵泉的连线上，阴陵泉下3寸。

艾灸时间
10分钟

🔥 **艾灸方法**

用艾条温和灸法灸治地机穴。对侧以同样的方法操作。

闭经

临床症状：闭经是指妇女应有月经而超过一定时限仍未来潮者。正常女子一般14岁左右月经来潮，凡超过18岁尚未来潮者，为原发性闭经。月经周期建立后，又停经6个月以上者，为继发性闭经。多为内分泌系统的月经调节功能失常，子宫因素以及全身性疾病所致。

基础治疗： 中极、血海、足三里、三阴交、太冲。

随症加穴： 月经超龄未至，加灸肝俞；小腹胀痛拒按，加灸曲骨。

①中极 「健脾益气、益肾固精」

定位： 位于下腹部，前正中线上，当脐中下4寸。

艾灸时间 20～30分钟

🔥 艾灸方法

点燃艾灸盒放于中极穴上灸治，至皮肤潮红发热为宜。

②血海 「健脾化湿、调经统血」

定位： 屈膝，位于大腿内侧，髌底内侧端上2寸，当股四头肌内侧头的隆起处。

艾灸时间 10分钟

🔥 艾灸方法

用艾条温和灸法灸治血海穴。对侧以同样的方法操作。

③足三里「扶正培元、补中益气」

定位： 位于小腿前外侧，当犊鼻下3寸，距胫骨前缘一横指（中指）。

🔥 艾灸方法

用艾条温和灸法灸治足三里穴。对侧以同样的方法操作。

艾灸时间
10分钟

④三阴交「健脾利湿、兼调肝肾」

定位： 位于小腿内侧，当足内踝尖上3寸，胫骨内侧缘后方。

艾灸时间
10分钟

🔥 艾灸方法

用艾条温和灸法灸治三阴交穴。对侧以同样的方法操作。

⑤太冲 「疏肝解郁」

定位： 位于足背侧，当第一跖骨间隙的后方凹陷处。

艾灸时间
10分钟

🔥 艾灸方法

用艾条温和灸法灸治太冲穴。对侧以同样的方法操作。

崩漏

临床症状：崩漏相当于西医的功能性子宫出血，是指妇女非周期性子宫出血，其发病急骤，暴下如注，大量出血者为"崩"；病势缓，出血量少，淋漓不绝者为"漏"。崩与漏虽出血情况不同，但在发病过程中两者常互相转化，如崩血量渐少，可能转化为漏，漏势发展又可能变为崩，故临床多以"崩漏"并称。

基础治疗：百会、气海、血海、三阴交、大敦。

随症加穴：经血量多，加灸行间；月经色暗或黑，加灸太冲。

---

①百会 「平肝熄风、升阳固脱」

定位：位于头部，当前发际正中直上5寸，或两耳尖连线的中点处。

艾灸时间
10分钟

🔥 **艾灸方法**

用艾条雀啄灸法灸治百会穴，至皮肤潮红发热为宜。

②气海 「补益回阳、调经固经」

定位：位于下腹部，前正中线上，当脐中下1.5寸。

艾灸时间
10~15
分钟

🔥 **艾灸方法**

点燃艾灸盒固定于气海穴上施灸，以施灸部位出现红晕为度。

③血海 「健脾化湿、调经统血」

定位: 屈膝,位于大腿内侧,髌底内侧端上2寸,当股四头肌内侧头隆起处。

🔥 **艾灸方法**

用艾条温和灸法灸治血海穴。对侧以同样的方法操作。

艾灸时间
10分钟

④三阴交 「健脾利湿、兼调肝肾」

定位: 位于小腿内侧,当足内踝尖上3寸,胫骨内侧缘后方。

艾灸时间
10分钟

🔥 **艾灸方法**

用艾条温和灸法灸治三阴交穴。对侧以同样的方法操作。

⑤大敦 「疏调肝肾、熄风宁神」

定位: 位于足大趾末节外侧,距趾甲角0.1寸(指寸)。

艾灸时间
10~15
分钟

🔥 **艾灸方法**

用艾条温和灸法灸治大敦穴,至皮肤潮红发热为宜。

带下病

临床症状：带下病指阴道分泌多量或少量的白色分泌物，有臭味及异味，色泽异常，常与生殖系统局部炎症、肿瘤或身体虚弱等因素有关。中医学认为本病多因湿热下注或气血亏虚，致带脉失约，冲任失调而成。其分为四型：肝火型、脾虚型、湿热型和肾虚型。

基础治疗：带脉、神阙、蠡沟、隐白、肾俞。

随症加穴：若带下量多，色黄黏稠，加灸中极；若带下量多，色白质稀，加灸脾俞。

① 带脉 「通调气血、温补肝肾」

定位：位于侧腹部，章门下1.8寸，当第十一肋骨游离端下方垂线与脐水平线的交点上。

艾灸时间
10分钟

🔥 **艾灸方法**

用艾条温和灸法灸治带脉穴，对侧以同样的方法操作。

② 神阙 「健运脾胃、温阳固脱」

定位：位于腹中部，脐中央。

艾灸时间
10～15
分钟

🔥 **艾灸方法**

点燃艾灸盒放于神阙穴上灸治，至感觉局部皮肤温热舒适而不灼烫为度。

③ 蠡沟 「疏肝理气、调经止带」

定位： 位于小腿内侧，当足内踝尖上5寸，
胫骨内侧面的中央。

🔥 **艾灸方法**

用艾条温和灸法灸治蠡沟穴。对侧以
同样的方法操作。

艾灸时间
10～15
分钟

④ 隐白 「健脾宁神、调经统血」

定位： 位于足大趾末节内侧，距趾甲角0.1
寸（指寸）。

艾灸时间
10～15
分钟

🔥 **艾灸方法**

用艾条温和灸法灸治隐白穴。对侧以
同样的方法操作。

⑤ 肾俞 「培补肾气、调节生殖功能」

定位： 位于腰部，当第二腰椎棘突下，旁
开1.5寸。

艾灸时间
10～15
分钟

🔥 **艾灸方法**

点燃艾灸盒放于肾俞穴上灸治，至皮
肤潮红发热为宜。

子宫脱垂

临床症状： 子宫脱垂又名子宫脱出，本病是指子宫从正常位置沿阴道向下移位。其病因为支托子宫及盆腔脏器之组织损伤或失去支托力，以及骤然或长期增加腹压所致。常见症状为腹部下坠、腰酸。严重者会出现排尿困难，或尿频、尿潴留、尿失禁及白带多等症状。

基础治疗： 带脉、气海、足三里、三阴交、照海。

随症加穴： 小腹及阴部坠胀，加灸归来；若子宫脱出，加灸中极。

---

①带脉 「通调气血、温补肝肾」

定位： 位于侧腹部，章门下1.8寸，当第十一肋骨游离端下方垂线与脐水平线的交点上。

艾灸时间 10分钟

🔥 **艾灸方法**

用艾条温和灸法灸治带脉穴，对侧以同样的方法操作。

②气海 「益气助阳、调经固经」

定位： 位于下腹部，前正中线上，当脐中下1.5寸。

艾灸时间 10~15分钟

🔥 **艾灸方法**

点燃艾灸盒放于气海穴上灸治，至皮肤潮红发热为宜。

③足三里 「扶正培元、补中益气」

定位： 位于小腿前外侧，当犊鼻下3寸，距胫骨前缘一横指（中指）。

艾灸时间
10分钟

🔥 **艾灸方法**

用艾条温和灸法灸治足三里穴。对侧以同样的方法操作。

④三阴交 「健脾利湿、兼调肝肾」

定位： 位于小腿内侧，当足内踝尖上3寸，胫骨内侧缘后方。

⑤照海 「滋阴清热、调经止痛」

定位： 位于足内侧，内踝尖下方凹陷处。

艾灸时间
10分钟

艾灸时间
10分钟

🔥 **艾灸方法**

用艾条温和灸法灸治三阴交穴。对侧以同样的方法操作。

🔥 **艾灸方法**

用艾条温和灸法灸治照海穴。对侧以同样的方法操作。

慢性盆腔炎

临床症状： 慢性盆腔炎指的是女性内生殖器官、周围结缔组织及盆腔腹膜发生慢性炎症，反复发作，经久不愈。常因为急性炎症治疗不彻底或因患者体质差，病情迁移所致，临床表现主要有下腹坠痛或腰骶部酸痛、拒按，伴有低热、白带多、月经多、不孕等。此症较顽固，当机体抵抗力下降时可诱发急性发作。

基础治疗： 中脘、子宫、血海、足三里、三阴交。

随症加穴： 小腹胀痛，加灸中极；带下量多腥臭，加灸阴陵泉。

---

①中脘　「健脾化湿、促进消化」

定位： 位于上腹部，前正中线上，当脐中上4寸。

艾灸时间
10～15
分钟

🔥 **艾灸方法**

点燃艾灸盒放于中脘穴上灸治，至皮肤潮红发热为宜。

②子宫　「调经止痛、理气和血」

定位： 位于下腹部，当脐中下4寸，中极旁开3寸。

艾灸时间
10～15
分钟

🔥 **艾灸方法**

点燃艾灸盒放于子宫穴上灸治，至皮肤潮红发热为宜。

③血海 「健脾化湿、调经统血」

定位：屈膝，位于大腿内侧，髌底内侧端上2寸，当股四头肌内侧头的隆起处。

🔥 艾灸方法

用艾条温和灸法灸治血海穴。对侧以同样的方法操作。

艾灸时间
10分钟

④足三里 「扶正培元、补中益气」

定位：位于小腿前外侧，当犊鼻下3寸，距胫骨前缘一横指（中指）。

艾灸时间
10分钟

🔥 艾灸方法

用艾条温和灸法灸治足三里穴。对侧以同样的方法操作。

⑤三阴交 「健脾利湿、兼调肝肾」

定位：位于小腿内侧，当足内踝尖上3寸，胫骨内侧缘后方。

艾灸时间
10分钟

🔥 艾灸方法

用艾条温和灸法灸治三阴交穴。对侧以同样的方法操作。

乳腺增生

临床症状：乳腺增生是女性最常见的乳房疾病，其发病率占乳腺疾病的首位。乳腺增生症是正常乳腺小叶生理性增生与复旧不全，乳腺正常结构出现紊乱，属于病理性增生，它是既非炎症又非肿瘤的一类病。临床表现为乳房疼痛、乳房肿块及乳房溢液等。本病多认为由内分泌失调、精神、环境因素、服用激素保健品等所致。

基础治疗：天突、肩井、三阴交、肝俞、合谷。

随症加穴：乳房胀痛，加灸期门；心烦易怒，加灸太冲；月经不调，加灸肾俞。

① 天突 「宣通肺气、化痰止咳」

定位：位于颈部，当前正中线上，胸骨上窝中央。

艾灸时间
10分钟

🔥 艾灸方法

用艾条温和灸法灸治天突穴，至皮肤潮红发热为宜。

② 肩井 「祛风清热、活络消肿」

定位：位于肩上，前直乳中，当大椎与肩峰端连线的中点上。

艾灸时间
10分钟

🔥 艾灸方法

用艾条温和灸法灸治肩井穴。对侧以同样的方法操作。

③三阴交 「健脾利湿、兼调肝肾」

定位： 位于小腿内侧，当足内踝尖上3寸，胫骨内侧缘后方。

艾灸时间
10分钟

🔥 **艾灸方法**

用艾条温和灸法灸治三阴交穴。对侧以同样的方法操作。

④肝俞 「通络利咽、疏肝理气」

定位： 位于背部，当第九胸椎棘突下，旁开1.5寸。

艾灸时间
**10～15
分钟**

🔥 **艾灸方法**

点燃艾灸盒放于肝俞穴上灸治，至皮肤潮红发热为宜。

⑤合谷 「镇静止痛、通经活络」

定位： 位于手背，第一、二掌骨间，当第二掌骨桡侧的中点处。

艾灸时间
**10～15
分钟**

🔥 **艾灸方法**

用艾条温和灸法灸治合谷穴。对侧以同样的方法操作。

急性乳腺炎

临床症状: 急性乳腺炎大多是由金黄色葡萄球菌引起的急性化脓性感染。临床表现主要有乳房胀痛、畏寒、发热,局部红、肿、热、痛,可触及硬块。此病多发生于哺乳期妇女,特别是初产妇,大多数有乳头损伤、皲裂或积乳病史。发病后比较痛苦,而且组织破坏易引起乳房变形,影响喂奶。

基础治疗: 肩井、乳根、内关、足三里、膈俞。

随症加穴: 乳房刺痛,加灸期门;心烦易怒,加灸太冲;月经不调,加灸肾俞。

---

① 肩井 「祛风清热、活络消肿」

定位: 位于肩上,前直乳中,当大椎与肩峰端连线的中点上。

艾灸时间
10分钟

🔥 **艾灸方法**

用艾条温和灸法灸治两侧肩井穴,至皮肤潮红发热为宜。

② 乳根 「燥化脾湿」

定位: 位于胸部,当乳头直下,乳房根部,第五肋间隙,距前正中线4寸。

艾灸时间
10～15
分钟

🔥 **艾灸方法**

用艾条回旋灸法灸治乳根穴。对侧以同样的方法操作。

③内关 「宁心安神、和胃理气」

定位： 位于前臂掌侧，当曲泽与大陵的连线上，腕横纹上2寸，掌长肌腱与桡侧腕屈肌腱之间。

🔥 **艾灸方法**

用艾条温和灸法灸治内关穴。对侧以同样的方法操作。

艾灸时间
10分钟

④足三里 「调理脾胃、补中益气」

定位： 位于小腿前外侧，当犊鼻下3寸，距胫骨前缘一横指（中指）。

艾灸时间
10分钟

🔥 **艾灸方法**

用艾条温和灸法灸治足三里穴。对侧以同样的方法操作。

⑤膈俞 「养血和营、理气止痛」

定位： 位于背部，当第七胸椎棘突下，旁开1.5寸。

艾灸时间
10～15
分钟

🔥 **艾灸方法**

点燃艾灸盒灸治膈俞穴，至局部皮肤潮红为止。

不孕症

临床症状：不孕症是指夫妇同居而未避孕，经过较长时间不怀孕者。临床上分原发性不孕和继发性不孕两种。同居3年以上未受孕者，称原发性不孕；婚后曾有过妊娠，相距3年以上未受孕者，称继发性不孕。不孕是由很多因素引起的，多由于流产、妇科疾病、压力大和减肥等引起。

基础治疗：神阙、中极、足三里、三阴交、肝俞。

随症加穴：腰酸腹冷，加灸肾俞；月经推后，加灸血海；月经量少，加灸丰隆。

①神阙　「健运脾胃、温阳固脱」

定位：位于腹中部，脐中央。

艾灸时间
10～15
分钟

艾灸方法

点燃艾灸盒放于神阙穴上灸治，至皮肤潮红发热为宜。

②中极　「健脾益气、益肾固精」

定位：位于下腹部，前正中线上，当脐中下4寸。

艾灸时间
10～15
分钟

艾灸方法

点燃艾灸盒放于中极穴上灸治，至皮肤潮红发热为宜。

③足三里 「调理脾胃、补中益气」

定位： 位于小腿前外侧，当犊鼻下3寸，距胫骨前缘一横指（中指）。

🔥 艾灸方法

用艾条回旋灸法灸治足三里穴。对侧以同样的方法操作。

艾灸时间
10～15
分钟

④三阴交 「健脾利湿、兼调肝肾」

定位： 位于小腿内侧，当足内踝尖上3寸，胫骨内侧缘后方。

艾灸时间
10～15
分钟

🔥 艾灸方法

用艾条回旋灸法灸治三阴交穴。对侧以同样的方法操作。

⑤肝俞 「通络利咽、疏肝理气」

定位： 位于背部，当第九胸椎棘突下，旁开1.5寸。

艾灸时间
10～15
分钟

🔥 艾灸方法

点燃艾灸盒放于肝俞穴上灸治，至皮肤潮红发热为宜。

妊娠呕吐

临床症状：妊娠呕吐是指怀孕后2~3个月出现的恶心、呕吐。多因早孕时绒毛膜促性腺素功能吐盛，使胃酸减少，胃蠕动减弱，植物神经系统功能紊乱，副交感神经兴奋过强所致。临床主要表现为恶心、呕吐、择食等，伴有全身乏力、精神萎靡、心悸气促、身体消瘦等症，一般在清晨空腹时较重。

基础治疗：天突、巨阙、建里、间使、内关。

随症加穴：呕吐酸腐，加灸天枢；情志不畅，加灸太冲；呕吐清水痰涎，加灸丰隆。

①天突 「宣通肺气、化痰止咳」

定位： 位于颈部，当前正中线上，胸骨上窝中央。

艾灸时间
10分钟

🔥 艾灸方法

用艾条温和灸法灸治天突穴，至皮肤潮红发热为宜。

②巨阙 「养心安神、活血化瘀」

定位： 位于上腹部，前正中线上，当脐中上6寸。

艾灸时间
10~15
分钟

🔥 艾灸方法

点燃艾灸盒放于巨阙穴上灸治，至皮肤潮红发热为宜。

③建里 「和胃健脾、通降腑气」

定位： 位于上腹部，前正中线上，当脐中
上3寸。

🔥 **艾灸方法**

点燃艾灸盒放于建里穴上灸治，至皮
肤潮红发热为宜。

艾灸时间
10~15
分钟

④间使 「宽胸和胃、清心安神」

定位： 位于前臂掌侧，当曲泽与大陵的连
线上，腕横纹上3寸，掌长肌腱与桡
侧腕屈肌腱之间。

艾灸时间
10~15
分钟

🔥 **艾灸方法**

用艾条回旋灸法灸治间使穴。对侧以
同样的方法操作。

⑤内关 「宁心安神、和胃理气」

定位： 位于前臂掌侧，当曲泽与大陵的连
线上，腕横纹上2寸，掌长肌腱与桡
侧腕屈肌腱之间。

艾灸时间
10~15
分钟

🔥 **艾灸方法**

用艾条回旋灸法灸治内关穴。对侧以
同样的方法操作。

更年期综合征

临床症状： 是指女性从生育期向老年期过渡期间，因卵巢功能逐渐衰退，导致人体雌激素分泌量减少，从而引起植物神经功能失调，代谢障碍为主的一系列疾病，称更年期综合征。多发于45岁以上的女性，其主要临床表现有月经紊乱不规则、伴潮热、心悸、胸闷、烦躁不安、失眠、小便失禁等症状。

基础治疗： 肾俞、足三里、三阴交、太溪、蠡沟。

随症加穴： 心悸怔忡，加灸心俞；头晕目眩，加灸风池；头昏脑胀，加灸太阳。

---

① 肾俞 「调节生殖功能」

定位： 位于腰部，当第二腰椎棘突下，旁开1.5寸。

艾灸时间
10～15
分钟

🔥 艾灸方法

点燃艾灸盒放于肾俞穴上灸治，至皮肤潮红发热为宜。

② 足三里 「调理脾胃、补中益气」

定位： 位于小腿前外侧，当犊鼻下3寸，距胫骨前缘一横指（中指）。

艾灸时间
10～15
分钟

🔥 艾灸方法

用艾条温和灸法灸治足三里穴。对侧以同样的方法操作。

③三阴交 「健脾利湿、兼调肝肾」

定位： 位于小腿内侧，当足内踝尖上3寸，胫骨内侧缘后方。

艾灸时间
10~15
分钟

🔥 **艾灸方法**

用艾条温和灸法灸治三阴交穴。对侧以同样的方法操作。

---

④太溪 「壮阳强腰、滋阴益肾」

定位： 位于足内侧，内踝后方，当内踝尖与跟腱之间的凹陷处。

艾灸时间
10~15
分钟

🔥 **艾灸方法**

用艾条温和灸法灸治太溪穴。对侧以同样的方法操作。

---

⑤蠡沟 「疏肝理气、调经止带」

定位： 位于小腿内侧，当足内踝尖上5寸，胫骨内侧面的中央。

艾灸时间
10~15
分钟

🔥 **艾灸方法**

用艾条温和灸法灸治蠡沟穴。对侧以同样的方法操作。

子宫肌瘤

临床症状： 子宫肌瘤，又称为纤维肌瘤、子宫纤维瘤，是女性生殖器官中最常见的一种良性肿瘤，也是人体中最常见的肿瘤之一。子宫肌瘤多见于育龄、丧偶及性生活不协调的妇女。长期性生活失调而引起盆腔慢性充血也可能是诱发子宫肌瘤的原因之一。临床表现为子宫出血、腹部包块及压迫症状、腹痛、白带增多、不孕及流产、贫血等。

基础治疗： 气海、子宫、血海、足三里、丰隆。

随症加穴： 小腹疼痛，加灸神阙。

---

①气海 「补益回阳、行气活血」

定位： 位于下腹部，前正中线上，当脐中下1.5寸。

艾灸时间
10～15
分钟

🔥 艾灸方法

点燃艾灸盒灸治气海穴，至皮肤潮红发热为宜。

②子宫 「调经止痛、理气和血」

定位： 位于下腹部，当脐中下4寸，中极旁开3寸。

艾灸时间
10～15
分钟

🔥 艾灸方法

点燃艾灸盒灸治子宫穴，至皮肤潮红发热为宜。

③血海 「健脾化湿、调经统血」

定位： 屈膝，在大腿内侧，髌底内侧端上2
寸，当股四头肌内侧头的隆起处。

🔥 **艾灸方法**

用艾条温和灸法灸治血海穴。对侧以
同样的方法操作。

艾灸时间
10分钟

④足三里 「调理脾胃、补中益气」

定位： 位于小腿前外侧，当犊鼻下3寸，距
胫骨前缘一横指（中指）。

艾灸时间
10分钟

🔥 **艾灸方法**

用艾条温和灸法灸治足三里穴。对侧
以同样的方法操作。

⑤丰隆 「健脾祛湿」

定位： 位于小腿前外侧，当外踝尖上8寸，条
口外，距胫骨前缘二横指（中指）。

艾灸时间
10分钟

🔥 **艾灸方法**

用艾条温和灸法灸治丰隆穴。对侧以
同样的方法操作。

子宫内膜炎

临床症状：子宫内膜炎是各种原因引起的子宫内膜结构发生炎性改变。子宫内膜炎可分为急性子宫内膜炎和慢性子宫内膜炎。慢性子宫内膜炎是导致流产的最常见原因。临床表现为盆腔区域疼痛、白带增多、月经过多、痛经等。

基础治疗：肓俞、中极。

随症加穴：带下量多腥臭，加灸阴陵泉；阴道出血，加灸膈俞。

---

①肓俞 「补虚益损、理气活络」

定位：位于腹中部，当脐中旁开0.5寸。

艾灸时间
10～15
分钟

🔥 艾灸方法

点燃艾灸盒灸治肓俞穴，至皮肤潮红发热为宜。

②中极 「益肾助阳、通经止带」

定位：位于下腹部，前正中线上，当脐中下4寸。

艾灸时间
10～15
分钟

🔥 艾灸方法

点燃艾灸盒灸治中极穴，至皮肤潮红发热为宜。

乳房肿块

临床症状：乳房肿块是最常见的乳房疾患，通常是指由于乳房组织的构成不同而使内部长有肿块的一种疾病。众多的良性疾病也通过乳房肿块的形式表现，如乳腺纤维腺瘤、乳腺增生、乳腺积乳囊肿、乳腺脂肪坏死等，可以通过穴位和反射区按摩进行治疗。

基础治疗：乳根、太冲。

随症加穴：乳房胀痛，加灸期门；月经不调，加灸肾俞。

---

①乳根 「燥化脾湿」

定位：位于胸部，当乳头直下，乳房根部，第五肋间隙，距前正中线4寸。

艾灸时间
10～15
分钟

🔥 艾灸方法

用艾条温和灸法灸治乳根穴。对侧以同样的方法操作。

②太冲 「疏肝养血、清利下焦」

定位：位于足背侧，当第一跖骨间隙的后方凹陷处。

艾灸时间
10分钟

🔥 艾灸方法

用艾条温和灸法灸治太冲穴，对侧以同样的方法操作。

阴道炎

临床症状：阴道炎是一种常见的妇科疾病，是阴道黏膜及黏膜下结缔组织的炎症，各个年龄阶段都可以罹患。临床上以白带的性状发生改变以及外阴瘙痒灼痛为主要临床特点，性交痛也常见，感染累及尿道时，可有尿痛、尿急等症状。中医论证，长期用玫瑰泡水喝可缓解阴道炎。

基础治疗：气海、行间。

随症加穴：若阴道瘙痒，加灸血海；若阴道出血，加灸行间。

---

①气海 「益气助阳、调经固经」

定位：位于下腹部，前正中线上，当脐中下1.5寸。

艾灸时间
10～15
分钟

🔥 艾灸方法

点燃艾灸盒放于气海穴上灸治，至皮肤潮红发热为宜。

②行间 「清热熄风、调经止痛」

定位：位于足背侧，当第一、二趾间，趾蹼缘的后方赤白肉际处。

艾灸时间
10～15
分钟

🔥 艾灸方法

用艾条温和灸法灸治行间穴。对侧以同样的方法操作。

第 **9** 章

缓缓施灸，舒筋活络筋骨通

俗话说"伤筋动骨一百天"，这也是人类在休养的时候总结出来的经验。在现代社会，自然危害下受伤的几率已经大大减小了，而工业化的进程，也出现了一些新的骨伤危害，如车祸、管制刀具、工业硬件的伤害等。常见的骨伤疾病有骨折、骨关节感染、骨质增生、骨肿瘤等。患骨伤疾病则会出现剧痛、麻木、关节僵硬、活动受限、痉挛等。通过刺激经络穴位改善人体各种骨伤科疾病的症状也是人类在长期实践中总结出来的。艾灸可以有效舒筋活络，调补气血。

颈椎病·落枕·肩周炎·膝关节炎·脚踝疼痛
腰酸背痛·腰椎间盘突出·网球肘·风湿性关节炎·急性腰扭伤

颈椎病

临床症状： 颈椎病多因颈椎骨、椎间盘及其周围纤维结构损害，致使颈椎间隙变窄，关节囊松弛，内平衡失调。主要临床表现为头、颈、肩、臂、上胸背疼痛或麻木、酸沉、放射性痛、头晕、无力，上肢及手感觉明显减退，部分患者有明显的肌肉萎缩。中医认为本病多因督脉受损，经络闭阻，或气血不足所致。

基础治疗： 风池、大杼、肩髃、肩井、曲池。

随症加穴： 形寒怕冷，加灸风府；头晕头痛，加灸百会。

①风池 「疏风清热、开窍镇痛」

定位： 位于项部，当枕骨之下，与风府相平，胸锁乳突肌与斜方肌上端之间的凹陷处。

艾灸时间
10～15
分钟

🔥 艾灸方法

用艾条温和灸法灸治两侧风池穴，至皮肤潮红发热为宜。

②大杼 「清热除湿、止咳通络」

定位： 位于背部，当第一胸椎棘突下，旁开1.5寸。

艾灸时间
10～15
分钟

🔥 艾灸方法

点燃艾灸盒放于大杼穴上灸治，至皮肤潮红发热为宜。

③ 肩髃 「通经活络」

定位： 位于肩部，三角肌上，臂外展，或向前平伸时，当肩峰前下方凹陷处。

🔥 **艾灸方法**

用艾条温和灸法灸治肩髃穴。对侧以同样的方法操作。

艾灸时间
10～15
分钟

④ 肩井 「祛风清热、活络消肿」

定位： 位于肩上，前直乳中穴，当大椎穴与肩峰端连线的中点上。

艾灸时间
10～15
分钟

🔥 **艾灸方法**

用艾条温和灸法灸治肩井穴。对侧以同样的方法操作。

⑤ 曲池 「清热和营、降逆活络」

定位： 位于肘横纹外侧端，屈肘，当尺泽与肱骨外上髁连线中点。

艾灸时间
10～15
分钟

🔥 **艾灸方法**

用艾条温和灸法灸治曲池穴。对侧以同样的方法操作。

落枕

临床症状： 落枕多因睡卧时体位不当，造成颈部肌肉损伤，或颈部感受风寒，或外伤，致使经络不通，气血凝滞，筋脉拘急而成。临床主要表现为颈项部强直酸痛不适，不能转动自如，并向一侧歪斜，甚则疼痛牵引患侧肩背及上肢。严重者俯仰也有困难，甚至头部强直于异常位置，使头偏向病侧。

基础治疗： 大椎、肩中俞、肩外俞、天柱、悬钟。

随症加穴： 上肢及手指麻痛，加灸曲池；头晕头痛，加灸百会。

---

①大椎 「祛风散寒、清脑宁神」

定位： 位于后正中线上，第七颈椎棘突下凹陷中。

艾灸时间
10分钟

🔥 **艾灸方法**

先用艾条回旋灸法灸治大椎穴，再用雀啄灸法灸治5分钟。

②肩中俞 「清上焦、疏经络」

定位： 位于背部，当第七颈椎棘突下，旁开2寸。

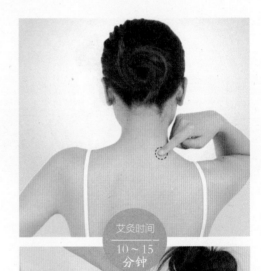

艾灸时间
10~15分钟

🔥 **艾灸方法**

用艾条回旋灸法灸治肩中俞穴。对侧以同样的方法操作。

③肩外俞「舒经活络」

定位： 位于背部，当第一胸椎棘突下，旁开3寸。

🔥 **艾灸方法**

用艾条回旋灸法灸治肩外俞穴。对侧以同样的方法操作。

艾灸时间
10～15
分钟

④天柱 「化气壮阳」

定位： 位于项部大筋（斜方肌）外缘之后发际凹陷中，约当后发际正中旁开1.3寸。

艾灸时间
10分钟

🔥 **艾灸方法**

先用艾条回旋灸法灸治天柱穴5分钟，再用雀啄灸法灸治。

⑤悬钟 「泻胆火、舒筋脉」

定位： 位于小腿外侧，当外踝尖上3寸，腓骨前缘。

艾灸时间
10～15
分钟

🔥 **艾灸方法**

用艾条回旋灸法灸治悬钟穴。对侧以同样的方法操作。

肩周炎

临床症状： 肩周炎是肩部关节囊和关节周围软组织的一种退行性、炎症性慢性疾患。主要临床表现为患肢肩关节疼痛，昼轻夜重，活动受限，日久肩关节肌肉可出现废用性萎缩。中医认为本病多由气血不足，营卫不固，风、寒、湿之邪侵袭肩部经络，致使筋脉收引，气血运行不畅而成，或因外伤劳损，经脉滞涩所致。

基础治疗： 天宗、肩髃、肩贞、曲池、尺泽。

随症加穴： 痛有定出，加灸阿是穴；神疲乏力，加灸气海；食欲不振，加灸脾俞。

---

①天宗 「理气消肿、舒筋活络」

定位： 位于肩胛部，当冈下窝中央凹陷处，与第四胸椎相平。

艾灸时间
10～15
分钟

🔥 艾灸方法

用艾条隔姜灸法灸治天宗穴。对侧以同样的方法操作。

②肩髃 「通经活络」

定位： 位于肩部，三角肌上，臂外展，或向前平伸时，当肩峰前下方凹陷处。

艾灸时间
10～15
分钟

🔥 艾灸方法

用艾条回旋灸法灸治肩髃穴。对侧以同样的方法操作。

③肩贞 「通经、活血、散结」

定位： 位于肩关节后下方，臂内收时，腋后纹头上1寸（指寸）。

艾灸时间
10～15
分钟

🔥 艾灸方法

用艾条回旋灸法灸治肩贞穴。对侧以同样的方法操作。

④曲池 「清热和营、降逆活络」

定位： 位于肘横纹外侧端，屈肘，当尺泽与肱骨外上髁连线中点。

艾灸时间
10～15
分钟

🔥 艾灸方法

用艾条隔姜灸法灸治曲池穴。对侧以同样的方法操作。

⑤尺泽 「清热和胃、通络止痛」

定位： 位于肘横纹中，肱二头肌腱桡侧凹陷处。

艾灸时间
10～15
分钟

🔥 艾灸方法

用艾条隔姜灸法灸治尺泽穴。对侧以同样的方法操作。

膝关节炎

临床症状：膝关节炎是最常见的关节炎，是软骨退行性病变和关节边缘骨赘的慢性进行性退化性疾病。以软骨磨损为其主要因素，好发于体重偏重者和中老年人。在发病的前期，没有明显的症状。继之，其主要症状为膝关节深部疼痛、压痛，关节僵硬僵直、麻木、伸屈不利，无法正常活动，关节肿胀等。

基础治疗：鹤顶、阳陵泉、膝阳关、梁丘、委中。

随症加穴：关节红肿，加灸太冲；心烦失眠，加灸三阴交；头晕头痛，加灸太阳。

---

①鹤顶 「祛风除湿、通络止痛」

定位：位于膝上部，髌底的中点上方凹陷处。

艾灸时间
10~15
分钟

🔥 艾灸方法

用艾条隔姜灸法灸治鹤顶穴，至皮肤潮红发热为宜。

②阳陵泉 「清热化湿、行血祛瘀」

定位：位于小腿外侧，当腓骨小头前下方凹陷处。

艾灸时间
10~15
分钟

🔥 艾灸方法

用艾条回旋灸法灸治阳陵泉穴。对侧以同样的方法操作。

③膝阳关 「利关节、通经络」

定位: 位于膝外侧，当阳陵泉上3寸，股骨外上髁上方的凹陷处。

🔥 **艾灸方法**

用艾条回旋灸法灸治膝阳关穴。对侧以同样的方法操作。

艾灸时间
10~15
分钟

④梁丘 「祛风化湿」

定位: 屈膝，大腿前面，当髂前上棘与髌底外侧端的连线上，髌底上2寸。

艾灸时间
10~15
分钟

🔥 **艾灸方法**

用艾条回旋灸法灸治梁丘穴。对侧以同样的方法操作。

⑤委中 「舒筋通络、散瘀活血」

定位: 位于腘横纹中点，当股二头肌腱与半腱肌肌腱的中间。

艾灸时间
10~15
分钟

🔥 **艾灸方法**

点燃艾灸盒放于委中穴上灸治，至皮肤潮红发热为宜。

脚踝疼痛

临床症状： 脚踝疼痛是由于不适当的运动稍微超出了脚踝的承受力，造成脚踝软组织损伤，使它出现了一定的疼痛症状。严重者可造成脚踝滑膜炎、创伤性关节炎等疾病，早期疼痛可以用毛巾包裹冰块敷在踝部进行冰敷。患者在日常生活中不宜扛重物，过度劳累，受寒冷刺激，要注意患肢的保暖，适当的活动。

基础治疗： 足三里、太溪。

随症加穴： 恶风恶寒，加灸大椎；倦怠自汗，加灸气海。

---

①足三里 「通经活络」

定位： 位于小腿前外侧，当犊鼻下3寸，距胫骨前缘一横指（中指）。

艾灸时间
10～15
分钟

🔥 艾灸方法

用艾条隔姜灸法灸治足三里穴。对侧以同样的方法操作。

②太溪 「补益肾气」

定位： 位于足内侧，内踝后方，当内踝尖与跟腱之间的凹陷处。

艾灸时间
10～15
分钟

🔥 艾灸方法

用艾条回旋灸法灸治太溪穴。对侧以同样的方法操作。

腰酸背痛

临床症状： 腰酸背痛是指脊柱骨和关节及其周围软组织等病损的一种症状。常用以形容劳累过度。日间劳累加重，休息后可减轻，日积月累，可使肌纤维变性，甚而少量撕裂，形成疤痕或纤维索条或粘连，遗留长期慢性腰背痛。中医可认为本病因感受寒湿、湿热、气滞血瘀、肾亏体虚或跌仆外伤所致。

基础治疗： 肾俞、志室。

随症加穴： 形寒肢冷，加灸关元；痛有定处，加灸阿是穴；腰部隐痛，加灸命门。

---

① 肾俞 「益肾助阳、调节生殖功能」

定位： 位于腰部，当第二腰椎棘突下，旁开1.5寸。

艾灸时间
10～15
分钟

🔥 艾灸方法

点燃艾灸盒放于肾俞穴上灸治。对侧以同样的方法操作。

② 志室 「补肾、利湿、强腰肾」

定位： 位于腰部，当第二腰椎棘突下，旁开3寸。

艾灸时间
10～15
分钟

🔥 艾灸方法

点燃艾灸盒放于志室穴上灸治，至皮肤潮红发热为宜。

腰椎间盘突出

临床症状： 腰椎间盘突出症是指由于腰椎间盘退行性改变后弹性下降而膨出椎间盘纤维环破裂髓核突出，压迫神经根、脊髓而引起的腰腿痛。主要临床症状有：腰痛，可伴有臀部、下肢放射状疼痛。严重者会出现大、小便障碍，会阴和肛周异常等症状。中医认为主要因肝肾亏损，外感风寒湿邪等所致。

基础治疗： 肾俞、大肠俞、委中、阳陵泉、足三里。

随症加穴： 腰痛，加灸志室；活动受限，加灸悬钟；心烦不寐，加灸太溪。

---

①肾俞 「培补肾气、调节生殖功能」

定位： 位于腰部，当第二腰椎棘突下，旁开1.5寸。

艾灸时间
10～15
分钟

🔥 艾灸方法

点燃艾灸盒放于肾俞穴上灸治，至皮肤潮红发热为宜。

②大肠俞 「理气降逆、调和肠胃」

定位： 位于腰部，当第四腰椎棘突下，旁开1.5寸。

艾灸时间
10～15
分钟

🔥 艾灸方法

点燃艾灸盒放于大肠俞穴上灸治，至皮肤潮红发热为宜。

③委中 「舒筋通络、散瘀活血」

定位： 位于腘横纹中点，当股二头肌腱与半腱肌肌腱的中间。

艾灸时间
5分钟

🔥 **艾灸方法**

点燃艾灸盒放于委中穴上灸治，至皮肤潮红发热为宜。

---

④阳陵泉 「健脾渗湿、益肾固精」

定位： 位于小腿外侧，当腓骨小头前下方凹陷处。

艾灸时间
10～15
分钟

🔥 **艾灸方法**

用艾条悬灸法灸治阳陵泉穴。对侧以同样的方法操作。

---

⑤足三里 「调理脾胃、补中益气」

定位： 位于小腿前外侧，当犊鼻下3寸，距胫骨前缘一横指（中指）。

艾灸时间
10～15
分钟

🔥 **艾灸方法**

用艾条温和灸法灸治足三里穴。对侧以同样的方法操作。

网球肘

临床症状： 网球肘又称肱骨外上髁炎，是指手肘外侧肌腱疼痛发炎，多见于泥瓦工、钳工、木工、网球运动员等从事单纯臂力收缩运动工作的人群。本病发病慢，其主要临床表现有肘关节外侧部疼痛、手臂无力、酸胀不适，如握物、拧毛巾、端水瓶等时疼痛会加重，休息时无明显症状。部分患者在阴雨天疼痛加重。

基础治疗： 肩髃、曲池、手三里、肘髎、合谷。

随症加穴： 肘痛，加灸尺泽；心悸怔忡，加灸内关。

---

① 肩髃 「通经活络」

定位： 位于肩部，三角肌上，臂外展，或向前平伸时，当肩峰前下方凹陷处。

艾灸时间
10～15
分钟

🔥 艾灸方法

用艾条悬灸法灸治肩髃穴。对侧以同样的方法操作。

② 曲池 「清热和营、降逆活络」

定位： 位于肘横纹外侧端，屈肘，当尺泽与肱骨外上髁连线中点。

艾灸时间
10～15
分钟

🔥 艾灸方法

用艾条悬灸法灸治曲池穴。对侧以同样的方法操作。

③手三里 [通经活络、清热明目]

定位： 位于前臂背面桡侧，当阳溪与曲池
连线上，肘横纹下2寸。

🔥 **艾灸方法**

用艾条悬灸法灸治手三里穴。对侧以
同样的方法操作。

艾灸时间
10～15
分钟

④肘髎 [舒经活络]

定位： 位于臂外侧，屈肘，曲池上方1寸，
当肱骨边缘处。

艾灸时间
10～15
分钟

🔥 **艾灸方法**

用艾条悬灸法灸治肘髎穴。对侧以同
样的方法操作。

⑤合谷 [镇静止痛、通经活络]

定位： 位于手背，第一、二掌骨间，当第
二掌骨桡侧的中点处。

艾灸时间
10～15
分钟

🔥 **艾灸方法**

用艾条回旋灸法灸治合谷穴。对侧以
同样的方法操作。

风湿性关节炎

临床症状： 风湿性关节炎是一种急性或慢性结缔组织性炎症。多以急性发热及关节疼痛起病，好发于膝、踝、肩、肘、腕等大关节部位，以病变局部呈现红、肿、灼热，肌肉游走性酸楚、疼痛为特征。疼痛游走不定，可由一个关节转移到另一个关节，部分病人也出现几个关节同时发病，但不会遗留后遗症，却会经常反复发作。

基础治疗： 曲池、鹤顶、膝眼、足三里、梁丘。

随症加穴： 关节红肿，加灸太冲；心烦失眠，加灸三阴交；头晕头痛，加灸太阳。

---

① 曲池 「清热和营、降逆活络」

定位： 位于肘横纹外侧端，屈肘，当尺泽与肱骨外上髁连线中点。

艾灸时间
10～15
分钟

🔥 **艾灸方法**

用艾条温和灸法灸治曲池穴。对侧以同样的方法操作。

② 鹤顶 「祛风除湿、通络止痛」

定位： 位于膝上部，髌底的中点上方凹陷处。

艾灸时间
10～15
分钟

🔥 **艾灸方法**

用艾条隔姜灸法灸治鹤顶穴，至皮肤潮红发热为宜。

③膝眼 「通经活络、消肿止痛」

定位： 位于膝部，髌骨下方与髌韧带内侧的凹陷中。

艾灸时间
10～15
分钟

🔥 **艾灸方法**

用艾条回旋灸法灸治膝眼穴。对侧以同样的方法操作。

④足三里 「通经活络、补中益气」

定位： 位于小腿前外侧，当犊鼻下3寸，距胫骨前缘一横指（中指）。

艾灸时间
10～15
分钟

🔥 **艾灸方法**

用艾条悬灸法灸治足三里穴。对侧以同样的方法操作。

⑤梁丘 「祛风化湿」

定位： 屈膝，在大腿前面，当髂前上棘与髌底外侧端的连线上，髌底上2寸。

艾灸时间
10～15
分钟

🔥 **艾灸方法**

用艾条回旋灸法灸治梁丘穴。对侧以同样的方法操作。

急性腰扭伤

临床症状： 急性腰扭伤是由于腰部的肌肉、筋膜、韧带等部分软组织突然受到外力的作用过度牵拉所引起的急性损伤，主要原因有肢体姿势不正确、动作不协调、用力过猛、活动时无准备、活动范围大等。临床表现有：伤后立即出现剧烈疼痛，腰部无力，疼痛为持续性的，严重者可造成关节突骨折和隐性脊椎裂等疾病。

基础治疗： 肾俞、大肠俞。

随症加穴： 患处红肿，加灸阳陵泉；疼痛剧烈，加灸阿是穴；倦怠自汗，加灸关元。

---

①肾俞 「调肾气、强腰脊」

定位： 位于腰部，当第二腰椎棘突下，旁开1.5寸。

艾灸时间
10～15
分钟

🔥 艾灸方法

点燃艾灸盒放于肾俞穴上灸治，至皮肤潮红发热为宜。

②大肠俞 「理气降逆、调和肠胃」

定位： 位于腰部，第四腰椎棘突下，旁开1.5寸。

艾灸时间
10～15
分钟

🔥 艾灸方法

点燃艾灸盒放于大肠俞穴上灸治，至皮肤潮红发热为宜。

第 **10** 章　颜面相关，艾灸扫除五官疾病

　　五官指的是耳、喉、眼、鼻、口五种人体器官。五官受到损伤会严重影响到我们日常的正常生活，对人体有很大的伤害。五官疾病多是由于日常生活的不良习惯，平常的清洁卫生不到位，还有环境、气候的改变等引起。五官有病变时，会影响到其他组织和器官的功能和代谢，则会出现头痛、头晕、记忆力下降、耳聋、耳鸣、鼻出血、口腔异味等。经常艾灸刺激穴位可以调畅气机、活血化瘀、通窍，有效改善五官科疾病。

鼻炎·鼻出血·颞下颌关节功能紊乱综合征
中耳炎·口腔溃疡·急性扁桃体炎·梅尼埃病

鼻炎

临床症状: 鼻炎是五官科最常见的疾病之一,一般可分为急性鼻炎及过敏性鼻炎等。急性鼻炎俗称"伤风""感冒",多为急性呼吸道感染的一个并发症,以鼻塞、流涕、喷嚏为主要症状。过敏性鼻炎又名变态反应性鼻炎,以鼻黏膜潮湿水肿、黏液腺增生、上皮下嗜酸细胞浸润为主的一种异常反应。

基础治疗: 上星、曲差、风府、迎香、人中。

随症加穴: 鼻塞流涕,加灸风池;鼻部瘙痒,加灸血海;鼻黏膜出血,加灸膈俞。

---

① 上星 「醒神清脑、升阳益气」

定位: 位于头部,当前发际正中直上1寸。

艾灸时间
10~15
分钟

🔥 艾灸方法

用艾条回旋灸法灸治上星穴,至皮肤有灼热感为宜。

② 曲差 「平肝熄风、安神利窍」

定位: 位于头部,当前发际正中直上0.5寸,旁开1.5寸。

艾灸时间
10~15
分钟

🔥 艾灸方法

用艾条回旋灸法灸治曲差穴,至皮肤有灼热感为宜。

③风府 「疏风通络、理气解郁」

定位： 位于项部，当后发际正中直上1寸，枕外隆凸直下，两侧斜方肌之间凹陷中。

🔥 **艾灸方法**

用艾条回旋灸法灸治风府穴，至皮肤潮红发热为宜。

艾灸时间
10～15
分钟

④迎香 「祛风通窍、理气止痛」

定位： 位于鼻翼外缘中点旁，当鼻唇沟中。

艾灸时间
10～15
分钟

🔥 **艾灸方法**

用艾条回旋灸法灸治迎香穴，至皮肤潮红发热为宜。

⑤人中 「通经活络」

定位： 位于面部，当人中沟的上三分之一与中三分之一交点处。

艾灸时间
10～15
分钟

🔥 **艾灸方法**

用艾条回旋灸法灸治人中穴，至皮肤潮红发热为宜。

鼻出血

临床症状： 鼻出血是常见的临床症状之一，鼻腔黏膜中的微细血管分布很密，很敏感且脆弱，容易破裂而致出血。引起偶尔流鼻血的原因有上火、脾气暴躁、心情焦虑，或被异物撞击，人为殴打等原因。鼻出血也可由鼻腔本身疾病引起，也可能是全身性疾病所诱发。鼻出血的患者平常要多食水果蔬菜类容易消化的食物。

基础治疗： 上星、迎香、合谷、三阴交、涌泉。

随症加穴： 心烦易怒，加灸太冲；出血不止，加灸膈俞；头晕头痛，加灸百会。

---

①上星 「醒神清脑、升阳益气」

定位： 位于头部，当前发际正中直上1寸。

艾灸时间 10～15 分钟

🔥 艾灸方法

用艾条悬灸法灸治上星穴，至皮肤潮红发热为宜。

②迎香 「祛风通窍、理气止痛」

定位： 位于鼻翼外缘中点旁，当鼻唇沟中间。

艾灸时间 10～15 分钟

🔥 艾灸方法

用艾条悬灸法灸治迎香穴，至皮肤潮红发热为宜。

③合谷 「镇静止痛、通经活络」

定位： 位于手背，第一、二掌骨间，当第二掌骨桡侧的中点处。

🔥 艾灸方法

用艾条温和灸法灸治合谷穴。对侧以同样的方法操作。

艾灸时间
10～15
分钟

④三阴交 「健脾利湿、兼调肝肾」

定位： 位于小腿内侧，当足内踝尖上3寸，胫骨内侧缘后方。

艾灸时间
10～15
分钟

🔥 艾灸方法

用艾条温和灸法灸治三阴交穴。对侧以同样的方法操作。

⑤涌泉 「平肝熄风、滋阴益肾」

定位： 位于足底部，蜷足时足前部凹陷处，约当足底二、三趾趾缝纹头端与足跟连线的前1/3与后2/3交点上。

艾灸时间
10～15
分钟

🔥 艾灸方法

用艾条温和灸法灸治涌泉穴。对侧以同样的方法操作。

颞下颌关节功能紊乱综合征

临床症状： 颞下颌关节紊乱综合征是指颞下颌关节部位在运动过程中出现杂音、下颌运动障碍、咀嚼肌疼痛等症状的征候群。好发于20～30岁的青壮年。多属于功能紊乱，或结构紊乱或是器质性改变，主要临床表现为颞下颌关节区酸胀疼痛、运动时弹响、张口运动障碍等，还可伴有颞部疼痛、头晕、耳鸣等症状。

基础治疗： 听宫、下关。

随症加穴： 颞部疼痛，加灸颊车；头晕头痛，加灸太阳；耳鸣，加灸肾俞。

---

①听宫 「聪耳开窍、宁神止痛」

定位： 位于面部，耳屏前，下颌骨髁状突的后方，张口时呈凹陷处。

艾灸时间
10～15
分钟

🔥 艾灸方法

用艾条悬灸法灸治听宫穴。对侧以同样的方法操作。

②下关 「消肿止痛、益气聪耳」

定位： 位于面部耳前方，当颧弓与下颌切迹所形成的凹陷中。

艾灸时间
10～15
分钟

🔥 艾灸方法

用艾条悬灸法灸治下关穴。对侧以同样的方法操作。

中耳炎

临床症状： 中耳炎可分为非化脓性及化脓性两大类。化脓性中耳炎以耳内流脓为主要表现，同时还伴有耳内疼痛、胸闷等症状。化脓性者有急性和慢性之分。非化脓性者包括分泌性中耳炎、气压损伤性中耳炎等。特异性炎症太少见，如结核性中耳炎等。中医认为，此病属于"脓耳""聤耳"。

基础治疗： 耳门、翳风。

随症加穴： 耳内疼痛，加灸听宫；头晕头痛，加灸百会；食欲不振，加灸脾俞。

---

① 耳门 「开窍聪耳、泄热活络」

定位： 位于面部，当耳屏上切迹的前方，下颌骨髁突后缘，张口有凹陷处。

艾灸时间
10～15
分钟

🔥 艾灸方法

用艾条回旋灸法灸治耳门穴。对侧以同样的方法操作。

② 翳风 「聪耳通窍、散风泄热」

定位： 位于耳垂后方，当乳突与下颌角之间的凹陷处。

艾灸时间
10～15
分钟

🔥 艾灸方法

用艾条回旋灸法灸治翳风穴。对侧以同样的方法操作。

口腔溃疡

临床症状： 口腔溃疡又称"口疮"，是因不讲卫生或饮食不当，还可能是因身体关系造成的舌尖或口腔黏膜产生发炎、溃烂，而导致进食不畅所致。常见症状有，在口腔内唇、舌、颊黏膜、齿龈、硬腭等处出现白色或淡黄色大小不等的溃烂点，常伴有烦躁不安、身体消瘦、发热等症状。患了口疮，要注意口腔卫生，多喝水。

基础治疗： 百会、神阙、足三里、太溪、太冲。

随症加穴： 患处肿痛，加灸后溪；心烦不眠，加灸三阴交；食欲不振，加灸脾俞。

---

① 百会 「平肝熄风」

定位： 位于头部，当前发际正中直上5寸，或两耳尖连线的中点处。

艾灸时间
10~15
分钟

🔥 **艾灸方法**

用艾条温和灸法灸治百会穴。对侧以同样的方法操作。

② 神阙 「健运脾胃、温阳固脱」

定位： 位于腹中部，脐中央。

艾灸时间
15分钟

🔥 **艾灸方法**

点燃艾灸盒放于神阙穴上灸治，至皮肤潮红发热为宜。

③足三里 「调理脾胃、补中益气」

定位： 位于小腿前外侧，当犊鼻下3寸，距胫骨前缘一横指（中指）。

艾灸时间
10～15
分钟

🔥 **艾灸方法**

用艾条温和灸法灸治足三里穴。对侧以同样的方法操作。

④太溪 「壮阳强腰、滋阴益肾」

定位： 位于足内侧，内踝后方，当内踝尖与跟腱之间的凹陷处。

艾灸时间
10～15
分钟

🔥 **艾灸方法**

用艾条温和灸法灸治太溪穴。对侧以同样的方法操作。

⑤太冲 「平肝理血、清利下焦」

定位： 位于足背侧，当第一趾骨间隙的后方凹陷处。

艾灸时间
10～15
分钟

🔥 **艾灸方法**

用艾条温和灸法灸治太冲穴。对侧以同样的方法操作。

急性扁桃体炎

临床症状：扁桃体位于扁桃体隐窝内，是人体呼吸道的第一道免疫器官。但它的免疫能力只能达到一定的效果，当吸入的病原微生物数量较多或毒力较强的病原菌时，就会引起相应的症状，如出现红肿、疼痛、化脓，高热畏寒，伴有头痛，咽痛，发热等症状。若治疗不及时会转为慢性扁桃体炎，严重者可引起肾炎等并发症。

基础治疗：合谷、列缺、内庭、大椎、肺俞。

随症加穴：患处红肿，加灸膈俞；患处疼痛，加灸阿是穴；头晕头痛，加灸百会。

---

①合谷 「镇静止痛、通经活络」

定位： 位于手背，第一、二掌骨间，当第二掌骨桡侧的中点处。

艾灸时间
10～15
分钟

🔥 艾灸方法

用艾条回旋灸法灸治合谷穴。对侧以同样的方法操作。

②列缺 「宣肺理气、利咽宽胸」

定位： 位于前臂桡侧缘，桡骨茎突上方，腕横纹上1.5寸，当肱桡肌与拇长展肌腱之间。

艾灸时间
10～15
分钟

🔥 艾灸方法

用艾条回旋灸法灸治列缺穴。对侧以同样的方法操作。

③内庭 「清胃热、化积滞」

定位： 位于足背，当第二、三趾骨结合部前方凹陷处。

艾灸时间
10～15
分钟

🔥 **艾灸方法**

用艾条悬灸法灸治内庭穴。对侧以同样的方法操作。

④大椎 「祛风散寒、清脑宁神」

定位： 位于后正中线上，第七颈椎棘突下凹陷中。

艾灸时间
10～15
分钟

🔥 **艾灸方法**

用艾条悬灸法灸治大椎穴，至皮肤潮红发热为宜。

⑤肺俞 「调补肺气、补虚清热」

定位： 位于背部，当第三胸椎棘突下，旁开1.5寸。

艾灸时间
10～15
分钟

🔥 **艾灸方法**

点燃艾灸盒放于肺俞穴上灸治，至局部皮肤潮红为止。

梅尼埃病

临床症状：梅尼埃病又称膜迷路积水，是由于内耳膜迷路水肿引起的一系列症状的内耳疾病。表现为阵发性突发眩晕、耳聋、耳鸣及耳内闷胀感，持续数分钟或数周，突然消失或逐渐减轻，常伴恶心、呕吐、面色苍白、出冷汗、血压下降等自主神经反射症状。一般为单耳发病，青壮年多见。

基础治疗：百会、风池。

随症加穴：恶心呕吐，加灸足三里；汗多，加灸三阴交。

①百会 「提神醒脑、开窍」

定位： 位于头部，当前发际正中直上5寸，或两耳尖连线的中点处。

艾灸时间
10~15
分钟

🔥 艾灸方法

用艾条悬灸法灸治百会穴，至皮肤潮红发热为宜。

②风池 「平肝熄风、通利官窍」

定位： 位于项部，当枕骨之下，与风府相平，胸锁乳突肌与斜方肌上端之间的凹陷处。

艾灸时间
10~15
分钟

🔥 艾灸方法

用艾条悬灸法灸治风池穴，至皮肤潮红发热为宜。

第11章 求医问药，皮肤问题在家解决

　　皮肤病是有关皮肤的疾病，一般发病率比较高，多较轻，常不影响健康，但是会比较影响到美观。皮肤具有屏障、感觉、调节体温、吸收、分泌和排泄等生理作用，对维护机体健康十分重要。皮肤病的发生多由皮肤感染或过敏性皮炎等引起，当患有皮肤病时，一般则会出现瘙痒、风团、潮红斑、腹痛、恶心、呕吐、胸闷、呼吸困难等。日常生活中要避免接触过敏原，多锻炼身体，增强体质，注意皮肤的清洁和卫生干燥等。

痤疮 · 黄褐斑 · 脚气 · 丹毒 · 荨麻疹

痤疮

临床症状： 痤疮是美容皮肤科最常见的病症，又叫青春痘、粉刺、毛囊炎，多发于面部。痤疮的发生原因较复杂，与多种因素有关，如饮食结构不合理、精神紧张、内脏功能紊乱、生活或工作环境不佳、某些微量元素缺乏、遗传因素、大便秘结等。但主要诱因是青春期发育成熟，体内雄性激素水平升高，即形成粉刺。

基础治疗： 中脘、曲池、合谷、足三里、丰隆。

随症加穴： 患处红肿，加灸血海；患处瘙痒，加灸膈俞；大便秘结，加灸太溪。

---

①中脘 「健脾化湿、促进消化」

定位： 位于上腹部，前正中线上，当脐中上4寸。

艾灸时间
5分钟

🔥 艾灸方法

点燃艾灸盒放于中脘穴上灸治，至皮肤潮红发热为宜。

②曲池 「清热和营、降逆活络」

定位： 位于肘横纹外侧端，屈肘，当尺泽与肱骨外上髁连线中点。

艾灸时间
10～15
分钟

🔥 艾灸方法

用艾条回旋灸法灸治曲池穴。对侧以同样的方法操作。

③合谷 「镇静止痛、通经活络」

定位： 位于手背，第一、二掌骨间，当第二掌骨桡侧的中点处。

🔥 **艾灸方法**

用艾条回旋灸法灸治合谷穴。对侧以同样的方法操作。

艾灸时间
10～15
分钟

---

④足三里 「调理脾胃、补中益气」

定位： 位于小腿前外侧，当犊鼻下3寸，距胫骨前缘一横指（中指）。

艾灸时间
10～15
分钟

🔥 **艾灸方法**

用艾条回旋灸法灸治足三里穴。对侧以同样的方法操作。

---

⑤丰隆 「健脾祛湿」

定位： 位于小腿前外侧，当外踝尖上8寸，条口外，距胫骨前缘二横指（中指）。

艾灸时间
10～15
分钟

🔥 **艾灸方法**

用艾条回旋灸法灸治丰隆穴。对侧以同样的方法操作。

黄褐斑

临床症状：黄褐斑，又称"蝴蝶斑""肝斑"，是有黄褐色色素沉着性的皮肤病。内分泌异常是本病发生的原因，与妊娠、月经不调、痛经、失眠、慢性肝病及日晒等有一定的关系。临床主要表现为颜面中部有对称性蝴蝶状的黄褐色斑片，边缘清楚。中医学认为，本病由肝气郁结，气心瘀滞，或肾阳虚寒等所致。

基础治疗：神阙、足三里。

随症加穴：月经不调，加灸三阴交；心烦失眠，加灸内关；心烦易怒，加灸太冲。

---

①神阙 「通经行气」

定位：位于腹中部，脐中央。

艾灸时间
10～15
分钟

🔥 艾灸方法

用艾条隔姜灸法灸治神阙穴，至皮肤发热为宜。

②足三里 「调理脾胃、补中益气」

定位：位于小腿前外侧，当犊鼻下3寸，距胫骨前缘一横指（中指）。

艾灸时间
10～15
分钟

🔥 艾灸方法

用艾条隔姜灸法灸治足三里穴。对侧以同样的方法操作。

脚气

临床症状：脚气俗称"香港脚"，是一种常见的感染性皮肤病，主要由真菌感染引起，常见的主要致病菌是红色毛癣菌。好发于足跖部和趾间，皮肤癣菌感染也可延及到足跟及足背。成人中70%～80%的人有脚气，其主要症状是足跖部和脚趾间瘙痒、脱皮、起疱、真菌传播等，甚至引起手癣。

基础治疗： 阳陵泉、足三里。

随症加穴： 患处瘙痒，加灸膈俞；患处脱皮，加灸阴陵泉；食欲不振，加灸中脘。

---

①阳陵泉「清热化湿、行血祛瘀」

定位： 位于小腿外侧，当腓骨小头前下方凹陷处。

艾灸时间 10～15 分钟

🔥 艾灸方法

用艾条回旋灸法灸治阳陵泉穴。对侧以同样的方法操作。

②足三里「调理脾胃、补中益气」

定位： 位于小腿前外侧，当犊鼻下3寸，距胫骨前缘一横指（中指）。

艾灸时间 10～15 分钟

🔥 艾灸方法

用艾条回旋灸法灸治足三里穴。对侧以同样的方法操作。

丹毒

临床症状：丹毒是一种累及真皮浅层淋巴管的皮肤病，主要致病菌为A组β溶血性链球菌。前期症状有突然发热、寒战、不适和恶心。数小时到1天后出现红斑，并进行性扩大，界限清楚。患处皮温高、紧张，并出现硬结和非凹陷性水肿，受累部位有触痛、灼痛。也可出现脓疱、水疱或小面积的出血性坏死。好发于小腿、颜面部。

基础治疗：曲池、合谷、阳陵泉、足三里、商丘。

随症加穴：发热，加灸大椎；患处红肿，加灸膈俞；心烦易怒，加灸太冲。

---

① 曲池 「清热和营、降逆活络」

定位： 屈肘，位于横纹头外端凹陷处，尺泽穴与肱骨外上髁连线之中点。

艾灸时间
10～15
分钟

🔥 艾灸方法

用艾条悬灸法灸治曲池穴。对侧以同样的方法操作。

② 合谷 「镇静止痛、通经活络」

定位： 位于第一、二掌骨之间，约当第二掌骨之中点。

艾灸时间
10～15
分钟

🔥 艾灸方法

用艾条悬灸法灸治合谷穴。对侧以同样的方法操作。

③阳陵泉 「清热化湿、行血祛瘀」

定位： 位于小腿外侧，当腓骨头前下方凹陷处。

🔥 **艾灸方法**

用艾条悬灸法灸治阳陵泉穴。对侧以同样的方法操作。

艾灸时间
10～15
分钟

④足三里 「调理脾胃、补中益气」

定位： 位于外膝眼下3寸，距胫骨外侧约一横指处。

艾灸时间
10～15
分钟

🔥 **艾灸方法**

用艾条悬灸法灸治足三里穴。对侧以同样的方法操作。

⑤商丘 「健脾化湿、肃降肺气」

定位： 位于内踝前下方凹陷中，当舟骨结节与内踝尖连线的中点处。

艾灸时间
10～15
分钟

🔥 **艾灸方法**

用艾条悬灸法灸治商丘穴。对侧以同样的方法操作。

荨麻疹

临床症状：荨麻疹俗称风疹块，中医称"瘾疹"，是一种常见的变态反应性疾病。本病多属突然发病，常因饮食、药物、肠道寄生虫、化学因素、精神因素及全身性疾患等引起发病。轻者以瘙痒为主，疹块散发出现。重者疹块大片融合，遍及全身，或伴有恶心、呕吐、发热、腹痛、腹泻，或其他全身症状。

基础治疗：合谷、行间。

随症加穴：患处瘙痒，加灸膈俞；发热，加灸大椎；食欲不振，加灸中脘。

---

①合谷 「镇静止痛、通经活经」

定位：位于手背，第一、二掌骨间，当第二掌骨桡侧的中点处。

艾灸时间 10~20 分钟

🔥 艾 灸 方 法

用艾炷隔姜灸法灸治合谷穴和手腕部。对侧以同样的方法操作。

②行间 「清热熄风、调经止痛」

定位：位于足背侧，当第一、二趾间，趾蹼缘的后方赤白肉际处。

艾灸时间 10~20 分钟

🔥 艾 灸 方 法

用艾炷隔姜灸法灸治行间穴和足背高点。对侧以同样的方法操作。

第12章 未病先防，艾灸调整你的健康状态

古人把人体内脏分为五脏六腑，五脏即心、肝、脾、肺、肾，六腑即胃、胆、三焦、膀胱、大肠、小肠。唐韩愈《后序》："人之将死，其脏腑必有先受其病者。"可见脏腑健康影响着人体的健康，做好脏腑的保健，可以起到防病治未病的作用。艾灸舒经活络，对整个身体的调理起到一定的作用，采用不同的艾灸疗法，不仅防病保健康，还可以起到美容养颜、延年益寿、安心养神等养生的作用。

健脾养胃 · 养心安神 · 疏肝解郁 · 补肾强腰 · 丰胸通乳
排毒通便 · 益气养血 · 强身健体

健脾养胃

临床症状： 现代社会工作和生活节奏加快，压力大，人们饮食不规律，常常暴饮暴食，导致各种胃部疾病的发作，而这些因素也会造成"脾虚"，出现胃胀痛、食欲差、便溏、疲倦乏力等症状。很多人只是注意到了胃部的表现，其实脾胃都要"三分治七分养"。研究表明：刺激人体穴位可以行气活血，达到健脾养胃的效果。

基础调养： 中脘、脾俞。

随症加穴： 食积腹痛，加灸足三里；食欲不振，加灸胃俞；腹痛胀满，加灸建里。

---

①中脘 「健脾化湿、促消化」

定位： 位于上腹部，前正中线上，当脐中上4寸。

艾灸时间
10~15
分钟

🔥 **艾灸方法**

点燃艾灸盒灸治中脘穴，至局部皮肤潮红为止。

②脾俞 「健脾和胃、利湿升清」

定位： 位于背部，当第十一胸椎棘突下，旁开1.5寸。

艾灸时间
10~15
分钟

🔥 **艾灸方法**

点燃艾灸盒放于脾俞穴上灸治，至局部皮肤潮红为止。

养心安神

临床症状： 心烦意乱，睡眠浅表，稍有动静就会惊醒是焦虑性失眠症的常见症状，也是亚健康的表现。焦虑、睡眠质量差以及精神恍惚等都与人的心态有着密切的联系，对工作和生活都会产生很严重的影响。研究表明：刺激人体某些穴位可以疏解心烦气闷，有助于睡眠，能达到安神的效果，也可以辅助保障自己的身体健康。

基础调养： 膻中、心俞。

随症加穴： 心悸胆怯，加灸胆俞；胸闷，加灸气海。

---

①膻中 ［活血通络、清肺宽胸］

定位： 位于胸部，当前正中线上，平第四肋间，两乳头连线的中点。

艾灸时间
10~15
分钟

🔥 艾 灸方法

用艾条悬灸法灸治膻中穴，至局部皮肤潮红为止。

②心俞 ［宽胸理气、通络安神］

定位： 位于背部，当第五胸椎棘突下，旁开1.5寸。

艾灸时间
10~15
分钟

🔥 艾 灸方法

点燃艾灸盒放于心俞穴上灸治，至局部皮肤潮红为止。

疏肝解郁

临床症状： 现代年轻人常用郁闷、纠结来形容心情压抑、忧郁和各种不良的精神状态。抑郁多因七情所伤，导致肝气郁结。而肝是人体的将军之官，它调节血液，指挥新陈代谢，承担着解毒和废物排泄的任务，同时保证人体血气通畅。研究表明：刺激人体穴位可以疏肝解郁、养肝明目，还可以缓解肝区疼痛，起到更好的养肝、护肝的效果。

基础调养： 内关、肝俞。

随症加穴： 目红肿痛，加灸行间；肝郁不舒，加灸太冲。

---

①内关 「宁心安神、理气止痛」

定位： 位于前臂掌侧，当曲泽与大陵的连线上，腕横纹上2寸，掌长肌腱与桡侧腕屈肌腱之间。

艾灸时间
10～15
分钟

🔥 艾灸方法

用艾条回旋灸法灸治内关穴。对侧以同样的方法操作。

②肝俞 「疏肝利胆、降火止痉」

定位： 位于背部，当第九胸椎棘突下，旁开1.5寸。

艾灸时间
20～30
分钟

🔥 艾灸方法

点燃艾灸盒放于肝俞穴上灸治，至局部皮肤潮红为止。

补肾强腰

临床症状： 从古至今，似乎补肾仅仅是男性的专利，殊不知，夜尿频多、失眠多梦、腰腿酸软、脱发白发、卵巢早衰等这些症状在现代女性当中也是较为多见的。女性要行经、生产、哺乳，这些都很消耗精气神。研究表明：刺激人体穴位可以疏通经络，调理人体内部的精气神，补充肾气，"肾气足"，则"百病除"。

基础调养： 曲骨、三阴交。

随症加穴： 腰痛，加灸志室；腰酸乏力，加灸肾俞；腰部隐痛，加灸命门。

①曲骨 「益肾壮阳、调经止痛」

定位： 位于下腹部，当前正中线上，耻骨联合上缘的中点处。

艾灸时间
10～15
分钟

🔥 **艾灸方法**

点燃艾灸盒放于曲骨穴上灸治，至局部皮肤潮红为止。

②三阴交 「健脾利湿、补益肝肾」

定位： 位于小腿内侧，当足内踝尖上3寸，胫骨内侧缘后方。

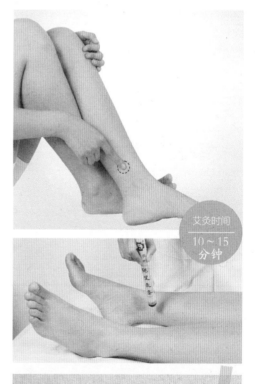

艾灸时间
10～15
分钟

🔥 **艾灸方法**

用艾条温和灸法灸治三阴交穴。对侧以同样的方法操作。

丰胸通乳

临床症状： 现在社会上有很多良莠不齐的丰胸方法。那么，这些丰胸方法真的可靠吗？当然这其中也是有些误区的，例如吃木瓜能丰胸，挤乳沟能丰胸，事实上并非如此，操作不当或盲目跟进都有可能有反面效果。研究表明：刺激人体某些穴位可以疏通经络，促进机体血液的流通，起到活血化瘀、丰胸通乳的效果。

基础调养： 中脘、乳根、胃俞、肾俞、足三里。

随症加穴： 皮肤松弛，加灸气海。

---

①中脘 「健脾化湿、促进消化」

定位： 位于上腹部，前正中线上，当脐中上4寸。

艾灸时间
10～15
分钟

🔥 **艾灸方法**

点燃艾灸盒灸治中脘穴，至局部皮肤潮红为止。

②乳根 「燥化脾湿」

定位： 位于胸部，当乳头直下，乳房根部，当第五肋间隙，距前正中线4寸。

艾灸时间
10分钟

🔥 **艾灸方法**

用艾条温和灸法灸治乳根穴，以局部感到温热为度。

③胃俞 「和胃降逆、健脾助运」

定位： 位于背部，当第十二胸椎棘突下，
旁开1.5寸。

🔥 **艾灸方法**

点燃艾灸盒放于胃俞穴上灸治，以局
部皮肤潮红为度。

艾灸时间
5分钟

④肾俞 「培补肾气、调节生殖功能」

定位： 位于腰部，第二腰椎棘突下，旁开
1.5寸。

艾灸时间
5分钟

🔥 **艾灸方法**

点燃艾灸盒放于肾俞穴上灸治，至局
部皮肤潮红为止。

⑤足三里 「调理脾胃、补中益气」

定位： 位于小腿前外侧，当犊鼻下3寸，距
胫骨前缘一横指（中指）。

艾灸时间
**10～15
分钟**

🔥 **艾灸方法**

用艾条雀啄灸法灸治足三里穴。对侧
以同样的方法操作。

排毒通便

临床症状：近年来，患便秘的中青年人呈明显上升趋势，工作压力大，心理上过度紧张，加上缺乏身体锻炼，活动量小，都是导致便秘的主要原因。便秘会导致毒素在体内堆积，影响身体健康。研究表明：刺激人体某些穴位可以调理肠胃、行气活血、舒经活络，对防治便秘及习惯性便秘者改善症状都有良好的效果。

基础调养：中脘、天枢、关元、支沟、上巨虚。

随症加穴：大便干结，加灸曲池；若排便不畅，加灸大肠俞。

---

①中脘 「健脾化湿、促进消化」

定位： 位于上腹部，前正中线上，当脐中上4寸。

艾灸时间
10～15
分钟

🔥 **艾灸方法**

点燃艾灸盒灸治中脘穴，至局部皮肤潮红为止。

②天枢 「调理胃肠、消炎止泻」

定位： 位于腹中部，平脐中，距脐中2寸。

艾灸时间
5分钟

🔥 **艾灸方法**

点燃艾灸盒放于天枢穴上灸治，至局部皮肤潮红为止。

③关元 「培元固本、降浊升清」

定位： 位于下腹部，前正中线上，当脐中下3寸。

🔥 艾灸方法

点燃艾灸盒放于关元穴上灸治，至局部皮肤潮红为止。

艾灸时间
10～15
分钟

④支沟 「清利三焦、通腑降逆」

定位： 位于前臂背侧，当阳池与肘尖的连线上，腕背横纹上3寸，尺骨与桡骨之间。

艾灸时间
10分钟

🔥 艾灸方法

用艾条温和灸法灸治支沟穴。对侧以同样的方法操作。

⑤上巨虚 「调和肠胃、通经活络」

定位： 位于小腿前外侧，当犊鼻下6寸，距胫骨前缘一横指（中指）。

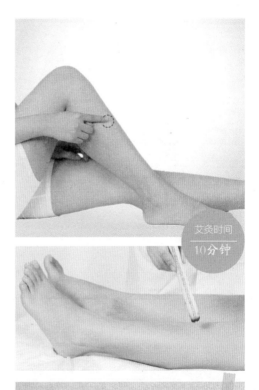

艾灸时间
10分钟

🔥 艾灸方法

用艾条温和灸法灸治上巨虚穴。对侧以同样的方法操作。

益气养血

临床症状： 气血对人体最重要的作用就是滋养。气血充足，则人面色红润，肌肤饱满丰盈，毛发润滑有光泽，精神饱满，感觉灵敏。若气血不足皮肤容易粗糙、发暗、发黄、长斑等。研究表明：刺激人体某些穴位可以疏导经络，利于机体内气血的运行，可以互相辅助脏腑的功能，达到益气养血的效果。

基础调养： 膻中、气海、关元、足三里、三阴交。

随症加穴： 神疲乏力，加灸百会；四肢不温，加灸脾俞；瘀血内阻，加灸血海。

①膻中 「活血通络、清肺止喘」

定位： 位于胸部，当前正中线上，平第四肋间，两乳头连线的中点。

艾灸时间 10～15 分钟

🔥 艾灸方法

用艾条悬灸法灸治膻中穴，至局部皮肤潮红为止。

②气海 「补益回阳、行气活血」

定位： 位于下腹部，前正中线上，当脐中下1.5寸。

艾灸时间 10～15 分钟

🔥 艾灸方法

点燃艾灸盒放于气海穴上灸治，至局部皮肤潮红为止。

③关元 「培元固本、降浊升清」

定位： 位于下腹部，前正中线上，当脐中下3寸。

艾灸时间
10～15
分钟

🔥 **艾灸方法**

点燃艾灸盒放于关元穴上灸治，至局部皮肤潮红为止。

④足三里 「调理脾胃、补中益气」

定位： 位于小腿前外侧，当犊鼻下3寸，距胫骨前缘一横指（中指）。

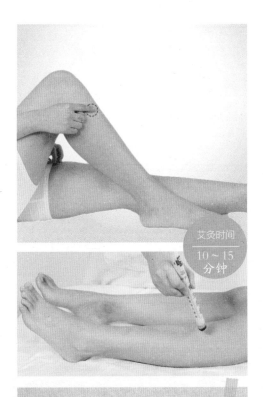

艾灸时间
10～15
分钟

🔥 **艾灸方法**

用艾条雀啄灸法灸治足三里穴。对侧以同样的方法操作。

⑤三阴交 「健脾利湿、兼调肝肾」

定位： 位于小腿内侧，当足内踝尖上3寸，胫骨内侧缘后方。

艾灸时间
10～15
分钟

🔥 **艾灸方法**

用艾条温和灸法灸治三阴交穴。对侧以同样的方法操作。

强身健体

临床症状： 人一旦过了60岁就感觉身体不中用了，人的免疫功能开始衰减，这时机体就会出现或多或少的问题。人吃五谷杂粮，没有不生病的，而疾病和损伤的确是影响健康和长寿的重要因素。研究表明：刺激人体某些穴位则可以调和脏腑，使气血宣通畅达，有效预防和治疗各种疾病，达到强身健体的效果。

基础调养： 足三里、气海。

随症加穴： 心烦失眠，加灸三阴交；头晕头痛，加灸太阳。

---

① 足三里 「调理脾胃、补中益气」

定位： 位于小腿前外侧，当犊鼻下3寸，距胫骨前缘一横指（中指）。

艾灸时间
10～15
分钟

🔥 艾灸方法

用艾条悬灸法灸治足三里穴。对侧以同样的方法操作。

② 气海 「益气助阳、调经固经」

定位： 位于下腹部，前正中线上，当脐中下1.5寸。

艾灸时间
10～15
分钟

🔥 艾灸方法

点燃艾灸盒放于气海穴上灸治，至局部皮肤潮红为止。